子どもの口と顎の異常・病変 QUICK INDEX
口の粘膜 編

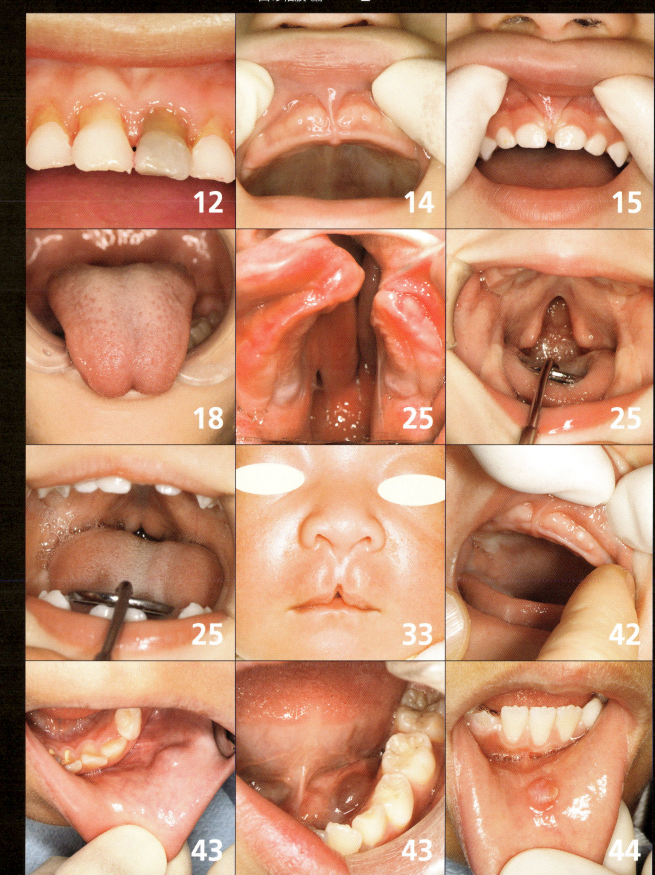

QUICK INDEX

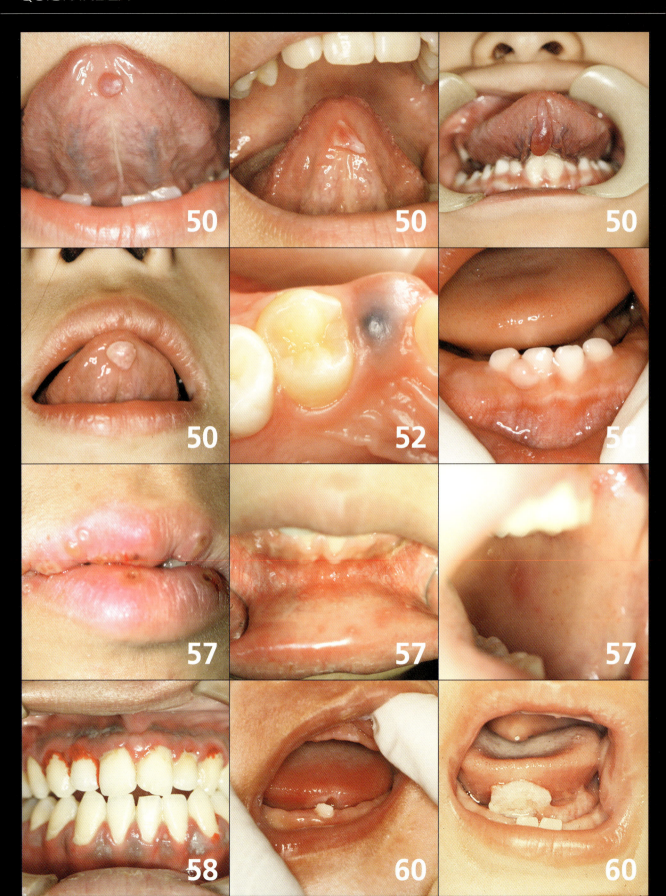

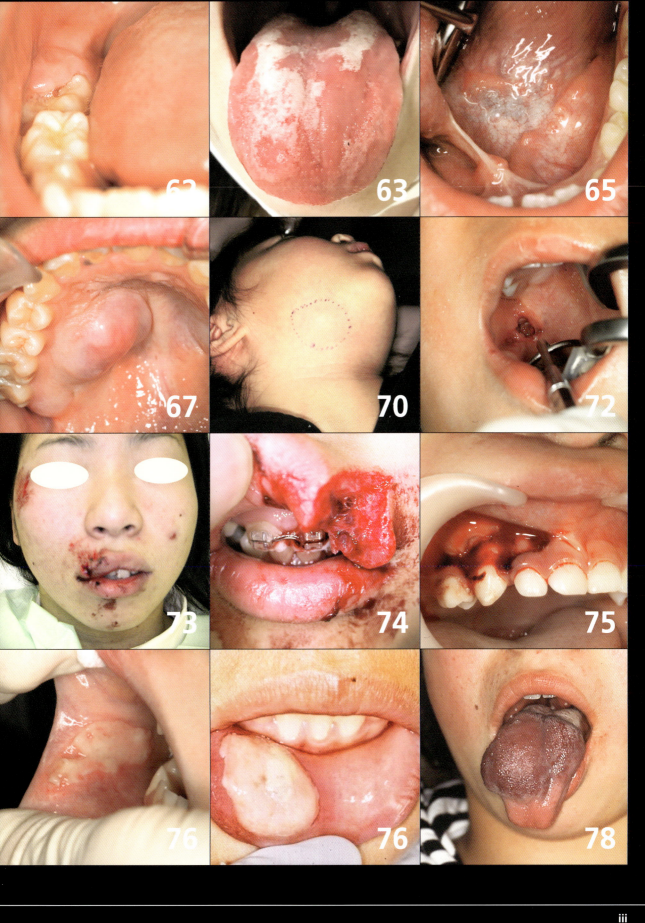

QUICK INDEX

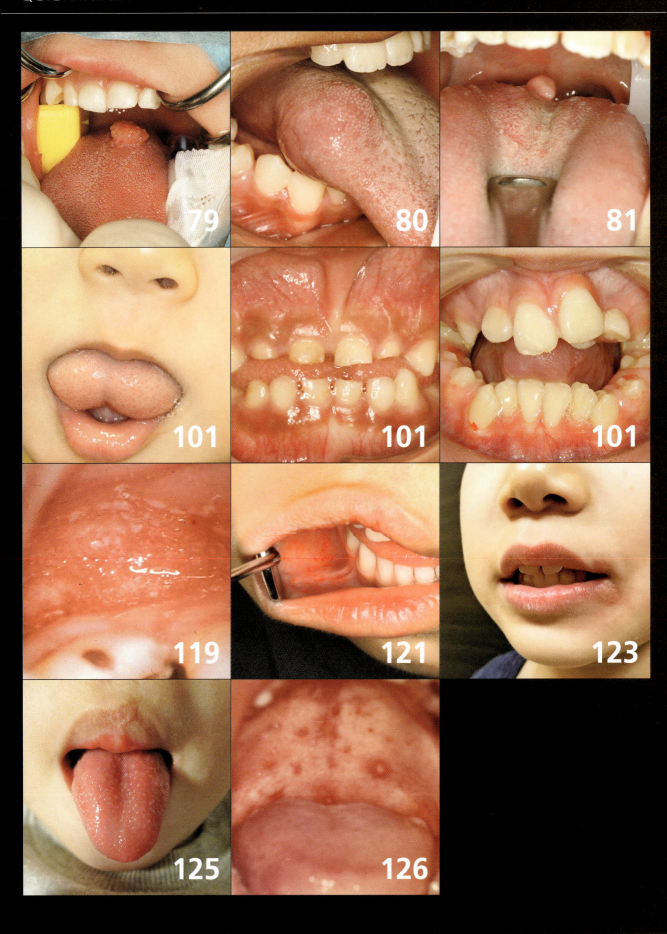

THE ATLAS of
PEDIATRIC ORAL & MAXILLOFACIAL
LESIONS & SURGICAL APPROACH
What to diagnose first? What to treat or not?

子どもの口と顎の異常・病変

口の粘膜 編

一般社団法人 日本小児口腔外科学会 ● 編著

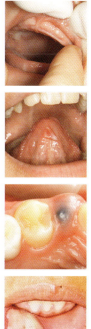

クインテッセンス出版株式会社　2019
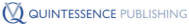

Berlin, Barcelona, Chicago, Istanbul, London, Milan, Moscow, New Delhi, Paris, Prague, São Paulo,
Seoul, Singapore, Tokyo, Warsaw

本書のはじめに

　わが国では少子高齢化が急速に進行し，「超少子・超高齢化」ともよばれる時代になり，まさに「子は国の宝」といえる状況となりました．厚生労働省は平成30年（2018年）にライフステージに応じた口腔機能管理の重要性を示したなかで，とくに小児期の「口腔機能発達不全症」の指導・管理の重要性をも示しています．

　近年では，患児の親族は子どもの病気に対して正しい知識をもつことを強く希望する傾向が強まり，時には過敏となり，ドクターショッピングを行うこともあります（とくに，侵襲的な処置が必要な際にはこの点が顕著となるようです）．また，医科で発見された子どもの口の異常について判断がつかず，歯科医師に問い合わせされることも増えているようです．

　このようななか，子どもたちの口と顎の異常・病変に最初に接する，一般歯科医・小児歯科医・小児科医が，口のなかや画像所見で異常を発見した際に，まず何をみるべきか？ どう対応すべきか？ 簡潔に How to を示した成書が，これまでありませんでした．安心・安全な医療を行うための基本は，「正確な診断」「的確な説明」，そして「迅速な治療」です．このため，小児の口腔領域と顎と骨の異常・病変について，**診断・説明・治療をわかりやすく解説**する書籍を企画しました．

　読者の対象は，歯科医師だけでなく，歯学部生・歯科医療関係の学生や，小児の口腔の疾患を知りたい一般の方と考えています．このため，写真とイラストを多用して，**子どもの口と顎の異常・病変の「原因」「何をみるか？」「何をするか？」「何をしてはいけないのか？」「予後」**，また，**「口腔外科での対応が必要になった場合の処置」**をわかりやすく理解できるように企画しました．

　本書の解説は，日頃から小児歯科・小児口腔外科の臨床に取り組む専門家である一般社団法人 日本小児口腔外科学会で現在活躍中の理事と評議員にお願いしました．臨床にすぐに役立つ解説を目指しましたので，どの項目をどこから読んでも，すべての疾患が理解しやすくなったと自負しています．

　本書を執筆したこの日本小児口腔外科学会は，平成元年（1989年）に「小児の口腔機能が健全な発育をする医療を通して，国民の健康と福祉の増進に寄与すること」を目的に発足し，以来30年以上の歴史を有しています．この間，西嶋克巳（元・岡山大学教授）初代理事長に続き，千葉博茂（前・東京医科大学教授）および木村博人（前・弘前大学教授）の歴代理事長が，小児口腔外科学の発展に情熱を注ぎました．さらに口腔外科医・小児歯科医，および病院勤務や一般臨床医のみならず，広く小児科医や小児外科医，さらには小児の関係者との連携も，積極的に行ってきました．

　子どもの口と顎の異常・病変と，口腔外科での対応が必要な場合の処置をも解説した成書は国内外ともに少なく，わが国では1991年以来です．読者の皆様には，「空白の30年間」を埋める著者たちの小児歯科・小児口腔外科に対する情熱を，ぜひとも感じていただきたいと思います．

　最後に本書は，子どもたちの健康増進のために，患児の親族およびすべての小児口腔医療に携わる者に，有益であると確信しております．

2019年6月
編者代表　坂下英明
編集委員　金子忠良，香西克之，堀之内康文

推薦のことば

「歯科医療」から「口腔医療」へ

　ようやく「小児の口腔医療」と呼ぶにふさわしい内容の本格的な成書が出版の運びとなりました．本書が計画されたのは私が学会理事長時代と記憶していますが，当時は本学会を構成する2つの診療科（小児歯科と口腔外科）に，診療域の違いから来る溝があり，専門医の認定などもなかなか統一見解が得がたい状況でした．個人的な印象とお断りしておきますが，このような歯科医療に対する診療科の認識の違いが，その後の出版計画にも微妙な影を落としていたといえるかもしれません．

　私は近年のさまざまな報道や世間の認識，患者の言葉などから，われわれが行っている医療を「歯科医療」の一言で片付けるのは，そろそろ再考すべき時期に来ていると考えるようになりました．世間の人が「歯科治療」から連想するのは，まず歯の治療であり，歯を削り，何かを充填し，入れ歯を入れるといったとても狭い領域を担当する医療者の姿でしょう．それはそれで誤っているわけではなく，多くの歯科医師が日常臨床で歯の治療を通して国民の健康を担っているのは事実と思いますが，私のような口腔外科を専門として歩んできた者からすると，とても違和感があります．口唇口蓋裂のような奇形・先天異常，顎変形症，歯性上顎洞炎，口腔腫瘍と再建外科や顎顔面外傷，あるいは口腔乾燥症，味覚障害，各種の口腔粘膜疾患，口腔顎顔面痛などの神経疾患など，枚挙にいとまもありませんが，世間の目からはわれわれ歯科医師がこれらの疾患の治療も担っているという認識はあまりないように感じます．テレビ番組でも，われわれが医療者としてコメントを求められることはほとんどなく，多くはう蝕や歯周病の治療，あるいは歯科インプラント治療に限られるのが現状です．

　世間がわれわれに下す評価が必ずしも的を得たものでないと思いながら，われわれもこれらの疾患の知識が必ずしも十分でないことを反省すべきと思います．これはある意味で，偏った歯学教育の問題とも言えるでしょう．

　私がこの紙上で，「歯科医療」から「口腔医療」に視点を拡げようと提案するのは，われわれ各自が診療域を再確認するとともに，世間の認識を新たにしたいと願うからです．そのうえ，小児は成人と異なり，成長と発育を伴うために，そのような変化を念頭に置いた視点も大切です．本書は「口の粘膜 編」「歯と顎骨 編」の2冊となっており，小児に生じるさまざまな疾患の大部分を網羅しています．美しい症例写真も多く，術式の解説もていねいで，疾患を理解し，治療するうえでの助けとなるでしょう．

　このような「小児の口腔医療」の医学書は貴重で，多くの医療従事者の診療の一助となることでしょう．しかし，今後も力を抜くことなく，さらに不足している領域を充実させ，さらなる完成を目指して欲しいと願っています．

　最後に，この力作を完成に導いた坂下理事長を初めとし，充実した内容の原稿を執筆された著者各位に御礼申し上げます．

千葉博茂

（元・日本小児口腔外科学会理事長，
東京醫科大学名誉教授）

CONTENTS

QUICK INDEX ... i
本書のはじめに ... 2
推薦のことば ... 3
編著者名一覧 ... 6

CHAPTER 1　子どもの患者が来たら
こんな子どもの患者が来たら？ ... 8

CHAPTER 2　口のなかの粘膜の異常・病変
1 小児の歯周疾患 ... 12
2 小帯異常 ... 14
　上唇小帯の異常 ... 14
　舌小帯の異常 ... 18
　頬小帯の異常 ... 20
discussion　小帯異常の治療が必要か？ 必要ならその時期は？ ... 22
3 口蓋裂 ... 24
4 口唇裂 ... 33
5 歯肉嚢胞（上皮真珠），歯堤嚢胞 ... 42
6 粘液嚢胞 ... 43
　粘液嚢胞 ... 43
　ラヌーラ（ranula，がま腫） ... 45
7 Blandin-Nuhn 嚢胞 ... 48
8 萌出性嚢胞 ... 52
9 エプーリス ... 53
10 ヘルペス性歯肉口内炎 ... 57
11 リガフェーデ（Riga-Fede）病 ... 60
12 萌出性歯肉炎 ... 62
13 地図状舌 ... 63
14 唾石症 ... 64
15 唾液腺腫瘍 ... 67
16 唾液腺炎（流行性耳下腺炎・ムンプス） ... 69
17 外傷による軟組織損傷 ... 71
18 咬傷 ... 76
19 口腔軟組織の非歯原性良性腫瘍 ... 78
　血管腫 ... 78
　リンパ管腫 ... 79
　神経鞘腫 ... 80
　骨性分離腫 ... 81

lecture 1	口唇裂・口蓋裂の出生前診断と治療	82
lecture 2	口唇口蓋裂の一貫治療	84
lecture 3	口唇口蓋裂の咬合治療（矯正と手術）	89
lecture 4	ラヌーラ（がま腫）の「硬化療法」	93

CHAPTER 3　口のなかの機能の異常・病変

1 舌のくせ（舌癖） … 98
2 嚥下障害 … 106
3 器質性構音障害 … 112

CHAPTER 4　全身疾患（感染）による異常・病変

1 水痘 … 118
2 麻疹 … 119
3 手足口病 … 121
4 ヘルペス … 123
5 猩紅熱（溶連菌感染症） … 125
6 ヘルパンギーナ … 126

さくいん … 127

編著者名一覧

坂下英明	日本小児口腔外科学会理事長，明海大学歯学部病態診断治療学講座口腔顎顔面外科学第2分野
相原喜子	愛知学院大学歯学部附属病院言語治療外来部門
井上美津子	昭和大学歯学部小児成育歯科学講座
今井　裕	獨協医科大学名誉教授
井村英人	愛知学院大学歯学部口腔先天異常学研究室
岩渕博史	神奈川歯科大学大学院歯学研究科顎顔面病態診断治療学講座顎顔面外科学分野
内山公男	歯科中橋，大阪大学先導的学際研究機構
大木秀郎	日本大学特任教授
大久保和美	東京大学大学院医学系研究科外科学専攻感覚・運動機能医学講座口腔顎顔面外科学
岡安麻里	東京大学大学院医学系研究科外科学専攻感覚・運動機能医学講座口腔顎顔面外科学
奥　結香	明海大学歯学部病態診断治療学講座口腔顎顔面外科学第2分野
奥村一彦	北海道医療大学歯学部生体機能・病態学系組織再建口腔外科学分野
金子忠良	日本大学歯学部口腔外科学講座
川野真太郎	九州大学大学院歯学研究院口腔顎顔面病態学講座顎顔面腫瘍制御学分野
菅家康介	三井記念病院歯科口腔外科
香西克之	広島大学大学院医系科学研究科小児歯科学
西條英人	東京大学大学院医学系研究科外科学専攻感覚・運動機能医学講座口腔顎顔面外科学
迫田隅男	宮崎大学医学部附属病院歯科口腔外科・矯正歯科
沢井奈津子	神奈川歯科大学大学院歯学研究科顎顔面病態診断治療学講座顎顔面外科学分野
式守道夫	北陸中央病院歯科口腔外科
篠塚啓二	日本大学歯学部口腔外科学講座
下山哲夫	埼玉医科大学総合医療センター歯科口腔外科
高木律男	新潟大学大学院医歯学総合研究科顎顔面口腔外科学講座
近津大地	東京医科大学医学部口腔外科学分野
永田順子	宮崎大学医学部附属病院歯科口腔外科・矯正歯科
中村典史	鹿児島大学大学院医歯学総合研究科口腔顎顔面外科学分野
中村誠司	九州大学大学院歯学研究院口腔顎顔面病態学講座顎顔面腫瘍制御学分野
夏目長門	愛知学院大学歯学部口腔先天異常学研究室
温水佳世子	宮崎大学医学部附属病院歯科口腔外科・矯正歯科
濱田良樹	鶴見大学歯学部口腔顎顔面外科学講座
日野峻輔	埼玉医科大学総合医療センター歯科口腔外科
増本一真	浜松医科大学歯科口腔外科学講座
光畑智恵子	広島大学大学院医系科学研究科小児歯科学
三宅　実	香川大学医学部歯科口腔外科学講座
森川和政	岩手医科大学歯学部小児歯科学・障害者歯科学分野
八幡祥子	北海道医療大学歯学部口腔構造・機能発育学系小児歯科学分野

CHAPTER 1

子どもの患者が来たら

CHAPTER 1 子どもの患者が来たら

こんな子どもの患者が来たら

香西克之（広島大学大学院医系科学研究科小児歯科学）

子どもを診療する歯科医師の心得

　開業されている一般歯科医のなかには，小児歯科や口腔外科を併記標榜されている歯科医師も多い．厚労省の調査（2014年）によると68,592施設の歯科診療所等機関のうち62.1%の42,627施設が小児歯科を，34.7%の23,808施設が口腔外科を，単科標榜も含めて標榜している．さらに，同じく厚労省が2年に一度実施している歯科医師に対する診療する科目の調査（2014年）では，歯科医師100,965名が携わっている診療科は，「主たる診療科が小児歯科」がわずか2,004名（2.0%）であるのに対し，「複数回答の診療科目として小児歯科」を挙げたのは44,190名（43.8%），同様に「主たる診療科が口腔外科」の4,121名（4.1%）に対し「複数回答の診療科目として口腔外科」を挙げたのが28,297名（28.0%）となっている．これらの結果は，国民から歯科の専門性をわかりにくくさせるだけでなく，歯科医療の質の低下，トラブルの増加をもたらすことが考えられることから，自由標榜制度の一刻も早い改正が必要である．
　一方，今の小児歯科医療では，小児全般の保健・健康・疾病についての幅広い情報と，小児歯科医学に関するより詳しい専門知識を持ち合わせていることが強く求められる．適確な診査を実施し，正確に診断する能力が備わっていなければならない．近年，う蝕が激減し，一般歯科医が小児のう蝕を治療することが少なくなったことが，逆に小児の歯科診療の経験不足を生み，併記標榜はしたけれども治療に自信をもてない一般歯科医の増加へとつながっているように感じる．一方で，健康意識の向上や少子化により，親や保護者が子どもの口腔の健康や健全な発育に求める要求度はますます高くなるため，小児歯科医療のレベルダウンは許されない．

　また，非協力的な患児を診療するのが小児歯科と考えている医療者がいまだに多いのであるが，言及するまでもなく，子どものマネジメントだけが小児歯科の専門性ではない．子どもの個々の成長・発達に即した，より高品質な診査・診断・治療・定期健診などを行うことが小児歯科の専門性であり，マネジメントはその目的を達成するための手段にしかすぎない．
　本書は，小児を診療するすべての一般歯科医師に最低これだけは必要だと思われる知識を，小児歯科と小児口腔外科の見地から網羅したユニークな構成となっている．それでもやはり自分では診断が難しかったり，治療に自信がもてない場合は小児を専任でみている小児歯科あるいは口腔外科の専門医に紹介してほしい．
　これまで多くの小児の歯科疾患を診療してきた大学病院などの小児歯科では，年間延べ1万人を超える患児の口の診断と治療を経験しており，専門診療科から発信できることは多い．

子どもは痛みの部位が決定しにくい

　「どこの歯が痛い？　指でさして教えてくれるかな」と子どもに尋ねても，臼歯部を押さえたと思ったら次は前歯だったりと，判別不能なことがよくある．実際，**乳歯は永久歯に比較して神経線維も少なく，知覚認知の正確度も低い**とされている．客観的な情報を得るためには，エックス線検査や，親・保護者への医療面接が必要になる．低年齢児を理由に検査をしないことは，該当部位だけでなく，成長とともに明らかになる異常の発見が遅れることになる．また，3～6か月間隔で定期健診を行い，点を線につなげ，成長・発達を経年的に確認していくことも，小児歯科医療には必須の事項となる．

学童期の中心結節の破折への備え

　小学生で起こりやすいのが「**中心結節の破折**」である．小学校3・4年生ががまんできない歯痛で急患で来院されることがある．大きなう蝕も認めず歯肉の腫れもなく，**デンタルエックス線写真でもはっきりしない場合，小臼歯の中心結節の破折を疑う**．中心結節の発現頻度は約4％で，結節には歯髄が存在することが多く，萌出期に対合歯と咬合する際や，固い食べ物を噛んだ瞬間に破折し，露髄する．露髄箇所は非常に狭小なため，筆者はしばしば**ブローチ針などの極細の器具を用いて慎重に露髄箇所を確認する**．ブローチ針が露髄箇所に当たった瞬間，患児は痛みを感じるが，罹患歯が判明され，浸潤麻酔も正確に行うことができる．中心結節の破折を起こす萌出期は歯根未完成であるため，感染根管治療は比較的難しい．根管充填に至るまでの根管清掃回数は多くなるが，**アペキシフィケーションによる治癒が可能**である．

　乳歯の歯髄炎に対する処置方針については，最初から抜髄を選択する歯科医師もいるが，現代の歯科医学に基づけば，まずは生活歯髄切断法（水酸化カルシウム法）を行って，**アペキソゲネシス**による根部歯髄組織の保存を図る可能性を探ることが大切である．

小児科からの問い合わせ・紹介に対応するには？

　小児科などの医科からの問い合わせや紹介もある．歯数や萌出の異常，う蝕や歯周疾患，外傷について，あるいは親・保護者から歯のことを質問されたりするなど，歯科への紹介内容もさまざまである．近くに小児歯科専門医がいない場合，歯科医師としての基本的な小児歯科に関する知識が必要である．

乳児の歯がなかなか生えない？

　乳歯・永久歯の萌出時期や萌出順序を，歯科医師として知っておくことは当然である．また萌出には個人差もあることから，1歳を過ぎても歯が萌出してこない場合，以下のようなことを想定することができる．

・歯胚は存在するが，全体的に萌出時期が遅い
・最初に萌出する下顎Aが欠損している
・ABが癒合している
・先天歯があって出生直後に抜去された
・歯胚が多数ない（外胚葉異形成症の疑い）

などを思いつく知識の引き出しや，それらを結びつける発想力が求められる．

永久歯の萌出異常？　交換遅延？

　最近では，**上顎犬歯の埋伏や位置異常**に関する症例も多くなっている．**反対側だけ乳歯が残っている**（後継永久歯の欠如，位置異常など），**第一大臼歯が1か所だけ萌出してこない**（ectopic eruption）など，「おかしい」と気づく歯科的センスを身につける．

　乳歯列期（5歳前後）と混合歯列期でのパノラマエックス線検査が重要な情報源となる．しかしながら，パノラマ・デンタルエックス線写真から得られる多くの貴重な情報も，小児歯科学の知識がなければ無意味で，子どもに被曝させるだけに終わってしまう．乳歯・永久歯・顎骨・口腔周囲の成長発達についての診断力を，多くの機会を使って養成したい．

口腔所見から全身疾患への気づき

　血液疾患，低ホスファターゼ症，鎖骨頭蓋骨異形成症，外胚葉異形成症などの全身疾患は，乳幼児歯科健診あるいは学校歯科健康診断での所見が最初の気づきとなり，かかりつけ歯科を経由して口腔外科や医科で診断されることもある．

　このように全身的な疾患や遺伝性の発育異常が口腔内に現れることがあるため，異常ではないかと気づくことが必要である．また，**緊急性がない場合は数か月後に来院してもらい，発育の変化をみる**ことが重要である．上述したように，点と点の所見を繋げて線となし，その延長線上の発育を予測することは小児の口腔診断を行ううえで欠かせない．小児の歯科医療は成人を対象とする他科と異なり，初診時の診断・治療で終了するのではなく，その後の発育過程を診査・診断することが重要であると考える．

CHAPTER 1　子どもの患者が来たら

「子どもは大人を小さくしたものではない」診療体制づくり

　成人と異なり，小児とくに乳幼児は自らの足で歯科医療機関には来ることはできない．親あるいは保護者が連れてくることが一般的である．歯科に来院され，自ら口を開けようとしないのは，他人の手や器具，あるいは不安から身を守るための一種の防御反応であり，泣いたり体動させることによって自己表現するのが自然の反応である．**子どもが泣いたり暴れたりしても，それは小児の自然の行動であると受けいれる**診療スタッフの姿勢が大切である．周囲の成人患者が静かな環境を求めるのであれば，小児だけの診療時間枠を設けるのもよい．

無痛治療の意味

　治療時に子どもに痛みをできるだけ与えない，いわゆる無痛治療は小児歯科治療の基本である．しかし，無痛治療を行うために実施する局所麻酔について，「子どもには麻酔注射をしません」と謳っている歯科医院の存在を目にする．注射時の痛みは表面麻酔で十分回避できる．う蝕治療では罹患歯質を確実に除去するために，局所麻酔は必須である．**歯髄に近接する前に除去すべき多量の罹患歯質を残したまま窩洞形成・充填してはならない**．残存した罹患歯質へのレジン充填は接着性が弱く，脱落しやすいばかりでなく，数か月後には歯髄炎を起こし，歯槽膿瘍で歯肉を腫らす．これ以上のハラス（腫らす）メントがあるだろうか．また，成人と異なり，わずかの切削痛や抜歯時の痛みも子どもは我慢することが苦手である．**無痛治療をする以上，100％無痛下を目標にする，治療後には必ず褒める**ことが，保護者の信頼を得て次回の来院を確約する条件にもなる．もちろん，咬傷防止のための予防処置も忘れてはいけない．

参考文献
1. 香西克之. 少子高齢社会に小児歯科の専門性が必要な理由. In：別冊 the Quintessence 小児歯科・デンタルホーム YEARBOOK 2016：18-25.
2. 白川哲夫・編集代表, 飯沼光生, 福本敏・編. 小児歯科学　第5版. 東京：医歯薬出版，2017.
3. 新谷誠康・編集主幹. 小児歯科学ベーシックテキスト. 京都：永末書店, 2016.

CHAPTER 2
口のなかの粘膜の異常・病変

CHAPTER 2　口のなかの粘膜の異常・病変

1 小児の歯周疾患

香西克之，光畑智恵子(広島大学大学院医歯薬学総合研究科小児歯科学)

　小児期の歯周疾患(歯周病)は，多くが歯肉炎で，デンタルプラークによる単独性歯肉炎が多くを占める．一方，歯槽骨の吸収など骨の破壊を特徴とする歯周炎の発症頻度は0.5％以下と，成人に比べ著しく低い．

　小児期に発症する歯周炎は，従来「早期発症型歯周炎」(early on-set periodontitis：EOP)とよばれ，さらに発症時期により「前思春期性歯周炎」「若年性歯周炎」「急速進行性歯周炎」に分類されていた．その後，1999年の米国歯周病学会ならびに日本歯周病学会による歯周病分類システム(2006)で「前思春期性歯周炎」は，年齢に関係なく急速に歯周組織破壊が進行する歯周炎として「若年性歯周炎」と「急速進行性歯周炎」とともに「**侵襲性歯周炎**」に分類されることになった．歯周炎を除き，全身的には健康であるが，家族内発現を認めることが多いとされている．

原因

　小児期に発症する歯周炎は，歯周病細菌が検出されることもあるが，宿主側リスクファクターである**免疫能の**

幼児期に発症した全身疾患にともなう歯周炎

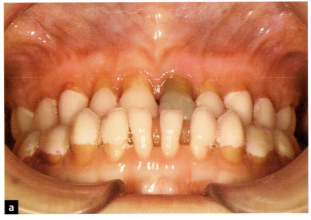
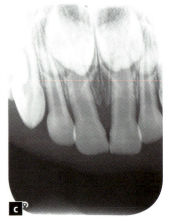
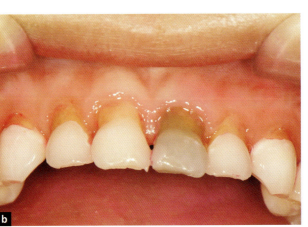
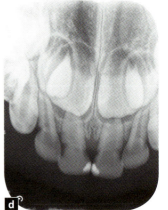

図1a　口腔内写真．5歳の好中球減少症の男児．全周に及ぶ歯肉の退縮が認められる．好中球数は100〜1600/μlの範囲で変動している．
図1b　口腔内写真(拡大)．5歳0か月．上顎乳前歯は著明な歯肉退縮と歯根露出，動揺が認められる．|A は変色している．デンタルプラークの蓄積は著明だった(写真は PMTC 後)．
図1c　デンタルエックス線写真(上顎乳前歯部)．2歳7か月．すでに歯槽骨の吸収が認められる．
図1d　4歳10か月．歯槽骨の吸収が進行すると当時に，歯頸部や隣接面のう蝕も認められる．

低下が関与する場合が多い．好中球の機能低下がみられることから，好中球数の減少だけでなく，走化能や貪食能の低下が原因となることもある．

何をみる？
GP・小児歯科の鑑別診断

　小児期の歯周疾患ではまず「歯肉炎」と「歯周炎」の鑑別が必要であるが，歯槽骨の吸収の有無で判断できる．歯肉炎は，多くが可逆性の不潔性歯肉炎であることから，適切な歯と口の清掃により治癒できる．

　診断には，医療面接・口腔内診査で，歯肉の色，歯間乳頭部や辺縁歯肉の形態・位置・硬さなどを診査する．

　肉眼的に直視できないポケットは，プロービング値と歯肉からの出血の有無，歯の動揺度などを調べ，歯槽骨や歯根膜についてはエックス線写真を用いて調べる．乳歯の健康なプロービング値は2mm以内とされている．侵襲性歯周炎は急速なアタッチメントロスと骨吸収を認めるが，広汎型よりも**限局型が多く**，限局型は前歯部と大臼歯部に生じやすい．プラークや歯石沈着が比較的少なく，炎症症状も明確ではないが，歯槽骨の進行性の破壊吸収と歯の動揺が認められることもある．このような場合には，宿主のリスクファクターとして好中球の機能低下が指摘され，歯周病菌・咬合性外傷なども関与することがある．細菌学的には *Aggregatibacter actinomycetemcomitans* の検出が報告され，家族内伝播による早期保有が確認されている．必要に応じて好中球の機能検査や細菌検査を行って鑑別する．

　全身疾患にともなう歯周炎の原因として挙げられている全身疾患には，好中球減少症，糖尿病，ダウン症候群，低ホスファターゼ症，Papillon-Lefèvre症候群，アカタラセミア(無カタラーゼ血症)などがあり，医科との連携が必要になってくる．

何をする？
GP・小児歯科の対応・口腔外科の対応

　小児の歯周炎のプロフェッショナルケアは，**成人型歯周炎のケアと同様に歯石除去とPMTC**を行い，3DS (dental drug delivery system)を使用することも有効とされている．罹患部位が前歯部あるいは臼歯部などに限局していることが多いので，**該当部位の経過を追うことが**大切である．また，疾患や炎症の状況に応じて受診の期間を調整して加療や指導を行う必要がある．小児の歯周疾患は，幼児期からの食生活や歯口清掃などの習慣も発症のリスクファクターとなるため，低年齢児の場合，保護者への口腔疾患に関する知識や予防指導が重要となる．さらに，成長にともない本人への指導・教育が必要になる．

予後

　小児期に歯周炎が進行すると，乳歯の早期脱落や永久歯の急速進行性歯周炎へ移行することも考えられる．**好中球減少症などの血液疾患にともなう歯周炎では，3～4か月おきの定期健診で歯周状態やリスクファクターの評価，プロフェッショナルケア，ホームケアの指導，全身的検査の評価を継続して行うことが重要**である．

参考文献
1. 鈴木淳司，香西克之．小児歯科領域における歯周疾患を考える (1) 歯周疾患の分類 2010；15(2)：49-53．
2. 香西克之．第27章 小児歯科・口腔外科疾患「歯周疾患」．In：今日の小児治療指針16版．東京：医学書院，2015：914-915．
3. 香西克之．第12章 歯周疾患．In：白川哲夫，ほか・編．小児歯科学 第5版．東京：医歯薬出版，2017：222-236．
4. 香西克之，光畑智恵子．第8章 小児の歯周組織と歯周疾患．In：新谷誠康・編集主幹．小児歯科学ベーシックテキスト．東京：永末書店，2016：145-160．
5. 香西克之．特集 子どもから防ぐ成人病・生活習慣病「子どもの歯周病とその対策」．成人病と生活習慣病(日本成人病(生活習慣病)学会準機関誌 2014；44(1)：70-74．
6. 香西克之．循環器疾患と歯周病の関連：小児期での対応．小児科臨床 2012；65(7)：1635-1640．

CHAPTER 2　口のなかの粘膜の異常・病変

2 小帯異常

森川和政（岩手医科大学歯学部小児歯科学・障害者歯科学分野）

　口唇や頬の粘膜が歯槽部粘膜に移行する正中部や小臼歯部（乳犬歯から乳臼歯部）には，縦走する襞がみられ，上唇との間にみられるものを「**上唇小帯**」，下唇との間にみられるものを「**下唇小帯**」，上下顎の小臼歯部（乳犬歯から乳臼歯部）にみられるものを「**頬小帯**」という．また，口底の正中部には，舌下面から下顎歯肉の内側に連続している索状の襞「**舌小帯**」がみられる．これらの小帯には形態・位置・数などの異常がみられることがあり，歯列・咬合への影響，哺乳，咀嚼，嚥下，構音などの機能障害を起こすことがある．

上唇小帯の異常

　上唇小帯は，上唇内面から歯槽突起前面粘膜に移行する部位の正中線部を走行している．出生時には口蓋の切歯乳頭付近に付着しているが，乳歯の萌出ならびに歯槽突起への骨添加による歯槽骨の成長とともに，小帯の位置は上方に移動し，退縮がみられ，幅が狭小化し，乳歯列完成期には正常な位置となる（**図1, 2**）．この正常な発育過程が妨げられたものを「上唇小帯異常」という．

原因

　出生時に切歯乳頭まで続いていた上唇小帯が，乳歯の萌出ならびに歯槽骨の垂直的発育にともなって上方に移動・退縮することなく過度に発達し，上唇小帯付着部位が歯槽頂部となることや，歯槽頂部を超えて口蓋切歯乳頭まで上唇小帯が入り込んだことによる．

何をみる？
GP・小児歯科の鑑別診断

①手指で上口唇を持って上唇小帯を上方に引っ張り，歯間乳頭部の貧血状態を判定（Blanch テスト）することにより上唇小帯の付着状態を評価する（**図3**）．

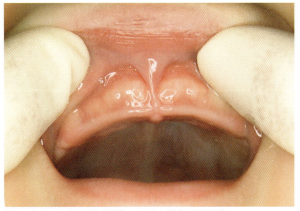

図1　生後6か月児（乳児期）の上唇小帯（正常範囲）．

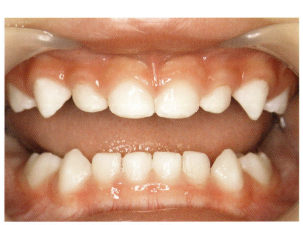

図2　2歳児の上唇小帯（**図1**と同一児）．

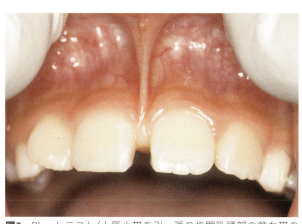
図3 Blanchテスト（上唇小帯を引っ張り歯間乳頭部の貧血帯の範囲を評価する）.

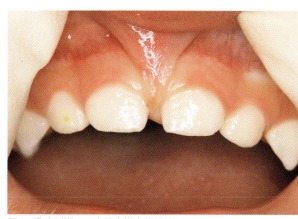
図4 乳歯列期での上唇小帯高位付着.

②上唇小帯が肥大して口唇への移行部で扇状に広がることで，口腔前庭部の自浄性が低下していないか評価する．
③乳歯列期では，上唇小帯の異常により，哺乳障害，萌出障害，正中離開，切歯位置異常，発音障害（サ行），歯周疾患や歯口清掃困難によるう蝕などを招いてないか評価する（図4）．

何をする？
GP・小児歯科の対応

①新生児期・乳児期では，乳首の捕捉・吸啜時に著しい影響がなければ，経過観察とする．
②乳歯列期では，歯槽部の発育により上唇小帯付着部位が上方へと移動し，正中離開も徐々に閉鎖していく場合が多いので，経過観察とする．しかし，上唇小帯の肥厚が著しく，切歯乳頭に連結し，**永久中切歯の萌出を障害する場合**には，上唇小帯切除術の適応となることがある．
③乳歯列期では，上唇小帯の高位付着によってう蝕の好発部位である乳前歯部唇側の自浄作用が悪くなることがある．**歯面清掃が困難なほど，上唇小帯の強直が強い場合**には上唇小帯切除術の適応となることがある．
④上顎中切歯萌出完了後でも，**上唇小帯付着部位が歯間乳頭を超えて口蓋側まで達している場合**には，上唇小帯切除術の適応となる．
⑤経過観察や機能評価の結果，上唇小帯切除術が必要な場合があることを説明する．小帯切除術が必要であることが明らかになった場合には，放置したときの問題点，手術の難易度，手術後の疼痛についてなども説明する．
⑥小帯切除術が困難と思われる症例の場合には，専門医を紹介する．

口腔外科の対応・テクニック

①上唇小帯異常の及ぼす影響が大きい症例の場合には，上唇小帯切除術を行う．
②上唇小帯切除術には，付着位置や形態によって「Archer法」「V-Y型切離移動法」「Z型切離移動法」などがある（図5）．近年では，メスの代わりにレーザーや電気メスが用いられることが多い．レーザー応用の利点には，止血効果にすぐれている，手術時間が短い，縫合を必要としない，術後の疼痛を緩和する，などがあげられる（図6）．
③小帯切除術が必要な場合でも，患児が処置に協力できない場合には，全身麻酔下での処置になることもある．

予後

①術後にNSAIDs（非ステロイド性消炎鎮痛薬），抗菌薬などの投与を行い，術後管理には十分な配慮が必要である．
②定期健診時に上顎前歯部の清掃状態や正中離開が改善しているか，などを確認する．

CHAPTER 2 口のなかの粘膜の異常・病変

上唇小帯切除術

Archer法

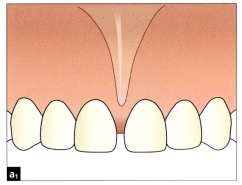

図5a₁ 上唇を挙上したときの小帯部.

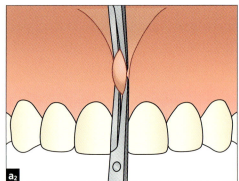

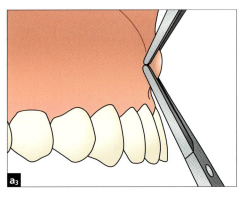

図5a₂〜₄ 2本の止血鉗子で小帯の歯槽部付着部と口唇側移行部を挟み，切離する.

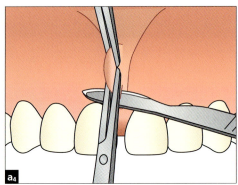

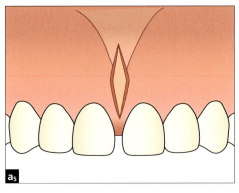

図5a₅ 小帯切離のひし形の創面.
図5a₆ 縫合後.

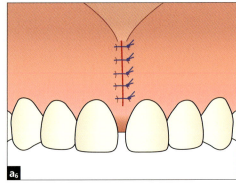

V-Y型切離移動法

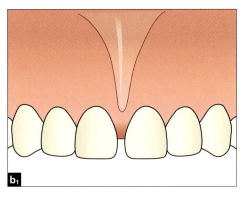

図5b₁ 上唇を挙上したときの小帯部.
図5b₂ 小帯部の切開.

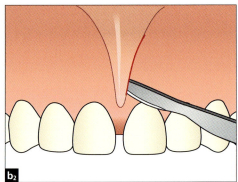

2 小帯異常

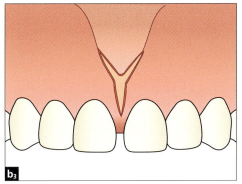
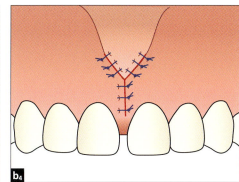

図5b₃ 粘膜弁の移動.
図5b₄ 縫合後.

Z型切離移動法

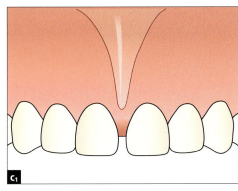
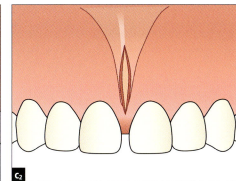

図5c₁ 上唇を挙上したときの小帯部.
図5c₂ 小帯部の切除.

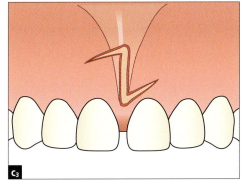
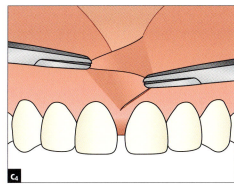

図5c₃ Z型切開.
図5c₄ 粘膜・骨膜弁の位置交換.

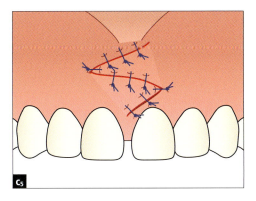

図5c₅ 縫合後.

CHAPTER 2　口のなかの粘膜の異常・病変

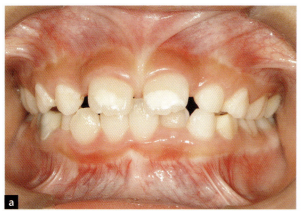

図6a　初診時.

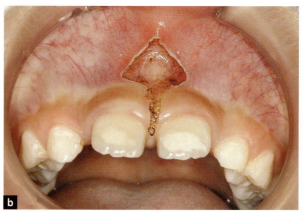

図6b　レーザーによる上唇小帯切除.

舌小帯の異常

舌小帯は，出生時には一般に太く短く，舌尖部付近まで付着していることが多いが，舌の成長・発育とともにしだいに舌下面の後方に退縮移動する．この生理的発達過程が障害されると，舌小帯の異常が生じる．

原因

新生児のときに，舌尖部まで付着している舌小帯が，成長過程で舌下面後方へ退縮移動しなかったことによる．

何をみる？
GP・小児歯科の鑑別診断

①新生児期・乳児期には，舌小帯の異常が，**哺乳障害**，**咀嚼障害**，**嚥下障害**の原因となっていないか評価する．
②乳児期以降には，構音障害（ラ・タ・サ行）の原因となっていないか評価する．
③舌小帯の異常があると，舌を前方に突出させると，舌尖部がハート状のくぼみを示す（**図7**）．
④舌小帯の異常があると，開口した状態で，舌尖部を上顎切歯乳頭部につけられない（**図8**）．

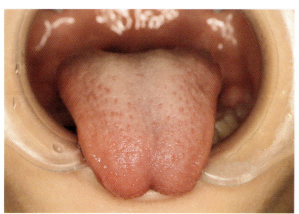

図7　舌突出時に舌尖部がハート状に変形.

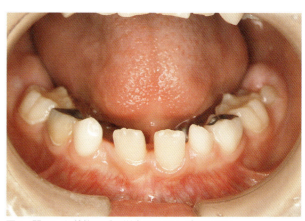

図8　開口した状態で舌を挙上することができない.

⑤下顎(乳)中切歯の歯間離開などの歯列・咬合異常がないか評価する(図9).

何をする?
GP・小児歯科の対応

①通常,舌小帯切除術・舌小帯伸展術は言語発達の完成前の**4〜5歳頃が適当**とされるが,哺乳障害が認められる場合には乳児期に行う.

②新生児期・乳幼児期には,舌小帯は舌尖部に付着しているが,舌の発育にともなって徐々に後退して退縮する.そのため,言語の獲得期までは経過観察とする.自然な退縮が認められず,**明らかに舌の運動障害や発音障害の原因となっている場合**には,舌小帯切除術・舌小帯伸展術の適応となる.

③経過観察や機能評価の結果,舌小帯切除術・舌小帯伸展術が必要な場合があることを説明する.舌小帯切除術・舌小帯伸展術が必要であることが明らかになった場合には,放置したときの問題点,手術の難易度,手術後の疼痛についてなども説明する.

④舌小帯切除術・舌小帯伸展術が困難と思われる症例の場合には,専門医を紹介する.

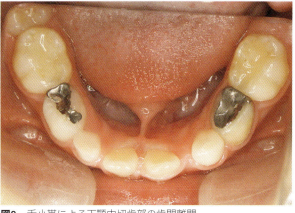

図9　舌小帯による下顎中切歯部の歯間離開.

口腔外科の対応・テクニック

①舌小帯切除術・舌小帯伸展術を行う.

②術式は舌尖を牽引挙上し,舌下部の唾液腺・血管・筋肉を傷つけないように小帯粘膜を切離・伸展後に縫合する(**図10**).上唇小帯の場合と同様に近年,レーザーが用いられることが多い(**図11**).

③低年齢児では手術時の舌の把持が困難な場合には,全身麻酔下での処置になることもある.

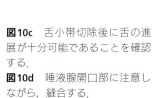
図10a　初診時.
図10b　唾液腺開口部に注意しながらハサミまたはメスで舌小帯を切離,菱形の開放創をつくる.

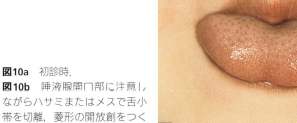
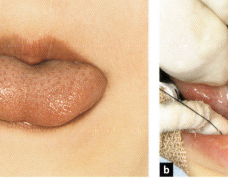
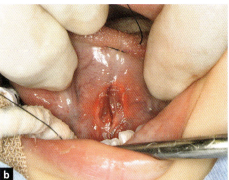

図10c　舌小帯切除後に舌の進展が十分可能であることを確認する.
図10d　唾液腺開口部に注意しながら,縫合する.

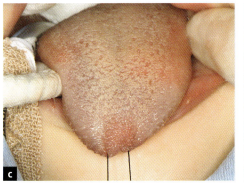
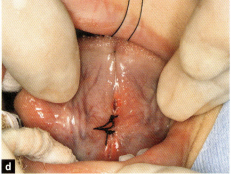

CHAPTER 2　口のなかの粘膜の異常・病変

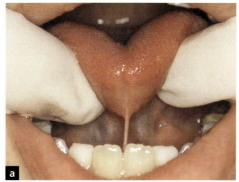 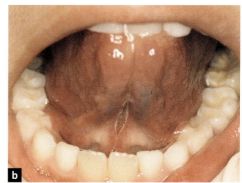

図11a 初診時.
図11b レーザーによる舌小帯切除.

予後

①術後にNSAIDs（非ステロイド性消炎鎮痛薬），抗菌薬などの投与を行い，術後管理には十分な配慮が必要である．
②術後は舌の動かし方に慣れていないため，創部の癒着や拘縮を防ぐためにも，運動訓練ならびに発音訓練が必要である．

頰小帯の異常

頰小帯の異常は，上下顎の小臼歯部（乳犬歯から乳臼歯部）の頰粘膜と歯槽粘膜の間の肥厚した襞としてみられ，下顎に多い．上唇小帯や舌小帯の異常に比べて少ない．

原因

頰小帯の異常の原因は，先天性の形態異常，頰小帯の成長発達過程の障害，乳臼歯の根尖性歯周炎により露出した乳歯歯根の慢性的刺激，である．

何をみる？
GP・小児歯科の鑑別診断

①小臼歯部（乳犬歯から乳臼歯部）の小帯の肥厚や付着位置を評価する．
②小帯の周囲歯肉の炎症，小臼歯の萌出障害・位置異常，歯列不正を評価する．

何をする？
GP・小児歯科の対応

①機能障害が認められない場合は経過観察とする．
②経過観察や機能評価の結果，頰小帯切除術が必要な場合があることを説明する．頰小帯切除術が必要であることが明らかになった場合には，放置したときの問題点，手術の難易度，手術後の疼痛についてなども説明する．
③頰小帯切除術が困難と思われる症例の場合には，専門医を紹介する．

口腔外科の対応・テクニック

①頰小帯切除術・頰小帯形成術を行う．
②上唇小帯・舌小帯の場合と同様に，近年はレーザーが用いられることが多い．

予後

①術後にNSAIDs（非ステロイド性消炎鎮痛薬），抗菌薬などの投与を行い，術後管理には十分な配慮が必要である．②定期健診時に機能障害が改善しているか，などを確認する．

参考文献

1. 赤坂守人，ほか・編．小児歯科学　第3版．東京：医歯薬出版，2007．
2. 新谷誠康，ほか・編．小児歯科学ベーシックテキスト第1版．京都：永末書店，2016．
3. 朝田芳信，ほか・編．小児の口腔科学　第4版．東京：学建書院，2017．
4. 西島克巳．図説小児の口腔外科　第1版．東京：医歯薬出版，1979．
5. 町田幸雄，ほか．小児の歯科臨床，第1版．東京：永末書店，2002．
6. 牧憲司，ほか．小児内科(口唇，舌の異常)；43(8)；東京：東京医学社，2011．
7. 石野由美子，ほか．舌小帯短縮症の重症度と機能障害について．口科誌 2001；50(1)：26-34．
8. 丹生かず代，ほか．舌小帯短縮症患者の構音動態の観察．口科誌 2001；50(2)：130-143．
9. 下岡正八，ほか・編．新小児歯科学　第3版．東京：クインテッセンス出版，2009．
10. 大谷隆俊，ほか・編．図説口腔外科手術学　第1版．東京：医歯薬出版，1988．
11. 野間弘康，ほか・編．イラストでみる口腔外科手術　第1版．東京：クインテッセンス出版，2010．

discussion 小帯異常の治療が必要か？ 必要ならその時期は？

井上美津子(昭和大学歯学部小児成育歯科学講座)

小帯異常の治療にあたっては，まず各小帯異常が，口腔の形態発育(主に歯列・咬合)に及ぼす影響や口腔機能発達への影響を考慮して，治療や手術の必要性を検討する．

舌小帯異常の治療

舌小帯がほとんどなく，舌が口腔底に癒着しているような「舌強直症」(舌癒着症)では，舌の動きが極度に制限され，哺乳時からの障害がみられるため，**早期に手術適応**となるが，症例としては稀である．乳児期の手術は全身麻酔下で行われることが多い．

一方，「舌小帯短縮症」では，短縮の程度により機能障害の程度もさまざまなため，**発育の各段階で治療の必要度を判断**する．

乳児期の舌小帯短縮症への対応

小児科の領域では，新生児や乳児の舌小帯短縮症は哺乳障害の主たる原因ではないと考えられている[1, 2]．そのため，**母乳の吸啜がうまくできない場合でも，すぐ手術を勧める必要はなく**，児への吸啜訓練や母親へのポジショニング指導などの哺乳指導を行い，経過をみていくことが推奨されている．しかし，小児外科や耳鼻咽喉科の一部では，手術により早期に哺乳障害の改善を行うという考えもあり，**児の体重増加がみられない場合には検討**の必要がある．

幼児期前半(1～2歳代)の舌小帯短縮症への対応

摂食機能や言語機能が発達途上にある幼児期前半には，食べ方や発音の問題がみられても，それが機能発達の未熟さなのか，舌小帯の短縮による機能障害なのかの判断が難しい．**成長による改善も期待でき，また舌の機能訓練なども困難なところから，この時期には手術の必要はなく，経過観察を行う**ことが勧められている[3]．

幼児期後半(3～5歳代)の舌小帯短縮症への対応

3歳頃には，摂食機能はほぼ獲得されているが，発音はまだ完成していない．この時期に舌小帯の短縮があっても，舌を口蓋に付けられる場合には，舌のトレーニング(機能訓練)だけでも症状が改善されることがある．舌小帯の短縮のために舌の運動制限が明らかで発音障害が認められる場合は，**言語治療を行いながら，手術の必要性や時期を判断**していく．また，**摂食機能障害がみられる場合も，他の要因との関連をみて手術の必要性を判断**する．通常は，就学前の5歳頃に手術を勧めることが多い．この年齢になると，外来で局所麻酔下での手術が可能である．術後の癒着を避けるためには，切開伸展部位の縫合が望ましく，また，術後には積極的に舌を動かすよう指示する．

ただし，「舌での処理が難しく，食べるのが遅かったり，食べにくいものが多い」とか「発音が不明瞭で友達にからかわれる」など，小児の心理的問題を引き起こしていると考えられる場合は，3～4歳頃でも手術を検討する必要がある．

上唇小帯異常の治療

上唇小帯の付着異常は，歯列の不正や上唇の運動制限を生じることがあるが，乳歯列期と永久歯への交換後では治療の必要性が異なるところがある．

乳歯列期

乳歯列期はもともと歯列に空隙がみられる小児が多いため，**上唇小帯付着異常による正中離開を手術で改善する必要はない**．上唇の運動制限がみられる場合も，転んだ際に切れてしまうこともあるため，経過観察すること

が多い．ただし，**上唇の運動が著しく制限されていて，付着部に炎症が生じている場合には手術を検討**することもある．また，歯磨き時に上唇小帯の付着部に歯ブラシが強く当たると，痛みをともなうことで，歯磨きへの拒否が出やすくなるため，上唇小帯を指で押さえて歯ブラシが当たりにくくするよう，保護者に指導する必要がある．

混合歯列期

上顎永久切歯の萌出期になっても，上唇小帯の影響で正中離開がみられ，永久側切歯の萌出後も離開が改善されない場合は，小帯切除手術を検討する．Blanch（ブランチ）テストで小帯が口蓋側の乳頭部まで伸びている場合は，小帯の伸展とともに乳頭部も切除する．永久犬歯萌出前に手術を行うことで，犬歯萌出時に正中離開の改善がみられやすい．

参考文献
1. 日本小児科学会倫理委員会舌小帯手術調査委員会．舌小帯短縮症に対する手術的治療に関する現状調査とその結果．日本小児科学会雑誌 2001；105：520-525.
2. 瀬川雅史．舌小帯短縮症に関する文献的考察：母乳育児の障害との関連について．助産婦雑誌 2002；56：567-575.
3. 小児科と小児歯科の保健検討委員会．舌小帯短縮症の考え方．小児保健研究 2013；72：754-756.

CHAPTER 2　口のなかの粘膜の異常・病変

3 口蓋裂

高木律男(新潟大学大学院医歯学総合研究科顎顔面口腔外科学講座)

発生機序

　口蓋裂は，胎生期の口蓋突起の癒合不全により発生する．胎生7週頃の胎芽をみると，上顎突起から一次口腔に向かう「口蓋突起」が形成される．この時期に左右の口蓋突起は，舌の両外側に沿う垂直位をとる．その後，舌と口底が沈下することにより，舌の上で口蓋突起は水平位となり，**胎生60日頃までに左右の口蓋突起と鼻中隔が癒合して鼻腔と口腔を分ける二次口蓋**となる．両側口蓋突起と鼻中隔の癒合が生じないと両側性の口蓋裂となり，どちらかの口蓋突起と鼻中隔の融合が生じなければ片側性の口蓋裂となる(**図1**)．

発生頻度

　口蓋裂の発生頻度は，日本人を含む黄色人種がもっとも多いとされ，口唇裂・口蓋裂全体で**500出生に1例程度**である(白人1/1,000人，黒人1/1,500人)．そのなかで口蓋裂は，口唇口蓋裂・(口唇裂を除く)口蓋裂にみられ，全体の6〜7割を占めているとされている．

原因

　口蓋裂の原因は，症候群の一症状としてみられるものは別として，一般に「遺伝的要因」(単一要因であればメンデルの遺伝様式をとるはずであるが，あてはまらない)と「環境的要因」(血族内罹患率は一般集団よりも高く，環境的要因のみでは説明できない)に分けられるが，口唇裂・口蓋裂については上記( )内の理由から複数の遺伝的要因，およびいくつかの環境的要因が積み重なり，ある閾値を超えたときに表現型としてみられる**多因子説**でとらえられており，同じ破裂形態でもいろいろな程度や状態がみられる．

　非症候性の口蓋裂でこれまでに報告されている**遺伝的要因**は，BMP4, FGF8, FGFR2, FOXE1, IRF6, MSX1, PDGFC, SATB2, SUMO1, TBX22(Pauws E, 2009年[1])がある．一方，**環境要因**としては，化学的環

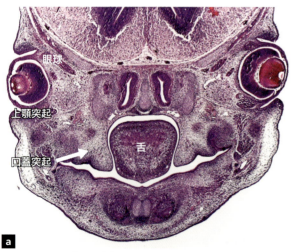
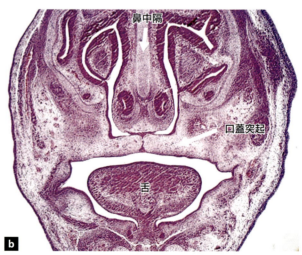

図1a, b　**a**：口蓋の形成(マウスの組織標本)．マウスでは，口蓋突起が下方に伸びるのが胎生13日目，水平に挙上するのが胎生14日目．**b**：胎児前額断．ヒトでは7.5週で口蓋突起は垂直，8.0週で水平になる．
＊提供：渡部桃子先生(新潟大学大学院医歯学総合研究科口腔解剖学分野)

境要因(ステロイドホルモン，ビタミンA，など)，物理的環境要因(放射線，低酸素，など)，生物学的環境要因(風疹ウィルス感染，トキソプラズマ感染，など)，母体環境要因(高齢，喫煙，貧血，葉酸摂取不足，など)の可能性[2]が指摘されている．

何をみる？
GP・小児歯科の鑑別診断

分類と診断

口唇裂は一見すればほぼ診断がつく．しかし，口蓋裂単独の診断には口腔内をしっかりとみて，触診する必要がある．すなわち，十分に開口させて診察することが大切で，そのためには患児を仰向けにして，頭を歯科医師の両大腿部の上に置き，母親に患児の足と手を抑えてもらい，自分の両腕で頭を固定しながら指先で歯科用ミラーや木製ヘラを用いて開口させる(図2)．なお，超音波画像による出生前診断では，口蓋裂については評価が困難なことが多い．

口蓋裂は，破裂形態により唇顎口蓋裂(図3，4)，硬軟口蓋裂(図5)，軟口蓋裂(図6)，粘膜下口蓋裂(図7)の4形態に分けることができる．

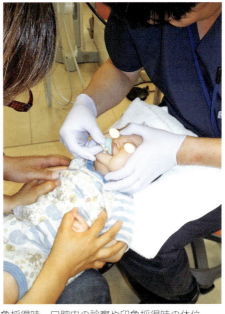

図2 印象採得時．口腔内の診察や印象採得時の体位．

粘膜下口蓋裂

このなかで診断力を要するのは**粘膜下口蓋裂**であり，一見すると見落とすこともある．粘膜下口蓋裂はとくに

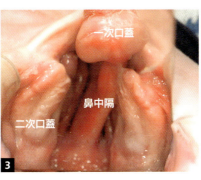
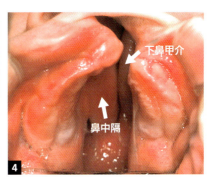

図3 両側性の唇顎口蓋裂．
図4 片側性の唇顎口蓋裂．鋤骨(鼻中隔)との関係が異なることに注意．

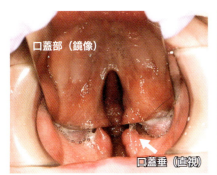
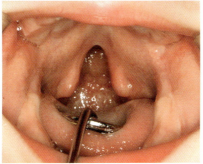
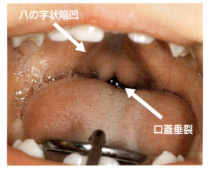

図5 硬軟口蓋裂．　　**図6** 軟口蓋裂．　　**図7** 粘膜下口蓋裂．

CHAPTER 2 口のなかの粘膜の異常・病変

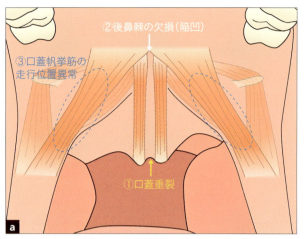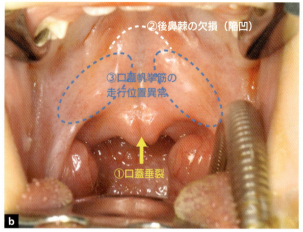

図8a, b Calnan（カルナン）の3徴候．①口蓋垂裂，②硬口蓋後縁のＶ字状欠損（後鼻棘の欠損），③軟口蓋の挙上時のハの字状陥凹（口蓋帆挙筋の走行位置異常）．＊aは参考文献12より引用・改変

破裂がないにもかかわらず，ミルク摂取に時間がかかる，鼻から漏れることが多いなどの場合で疑うべきで，さらに2歳を過ぎて言葉が出にくい，出ても不明瞭であるなどの訴えがあれば再度確認する必要がある．

視診で「口蓋垂裂」をみるためには，十分な舌の圧排が必要で，舌の圧迫による嘔吐反射時の軟口蓋の挙上状態をみることで，筋肉の走行（ハの字状陥凹）がわかり，さらに「硬口蓋後縁のＶ字状欠損」については，指による触診が必要である．これらの所見（口蓋垂裂，硬口蓋後縁のＶ字状欠損，軟口蓋の挙上時のハの字状陥凹）を**Calnan（カルナン）の三徴候**とよび，早期に粘膜下口蓋裂を診断するうえでの重要な所見となる（**図8**）．

症状・障害（表1）

口唇裂・口蓋裂により生じる障害のうち，主に口蓋裂により生じる障害は，**表1**に示す障害のなかで，**嚥下障害，言語障害，咀嚼障害，聴力障害**である．これらの障害は，適切な時期に適切な治療および管理を行うことにより，多くの症例で非口蓋裂児と同様の機能が獲得される．ただし，破裂形態は個々で異なり，破裂幅・軟口蓋の組織量などが，手術結果の良し悪しに影響する．すなわち，破裂幅が広いということは，閉鎖形成する組織量が少ないことを意味するため，手術には習熟した術者の手技が必要になる．また，一度の手術で適切に処理ができないと，再手術は伸展性や血行が悪い瘢痕の処置となるため，成長発育抑制が強くなり，機能獲得が遅れるう

表1 唇顎口蓋裂により生じる障害と対応．

障害	対応	時期（部位）
吸啜障害	Hotz床などの床装置を装着	出生直後より術前顎矯正装置（顎堤，口蓋）
審美障害	口唇形成術	生後3か月～6か月（口唇）
嚥下障害	口蓋形成術	生後1歳～1歳半（口蓋［軟口蓋：二段階法］）
言語障害	言語聴覚士による管理	生後2歳～5歳（硬口蓋［二段階法］）
咀嚼障害	矯正治療	5歳頃から管理
歯列不正	顎裂部骨移植	側切歯，犬歯の萌出前に実施（7～8歳）
二次的審美障害	外科矯正（顎発育抑制）口唇鼻修正術	成長終了後の施行を基本とする
聴力障害	滲出性中耳炎	耳鼻科医による介入（適宜）

3 口蓋裂

表2 口蓋裂の手術の歴史的背景のまとめ．時期・考え方(目的)・方法・適応症例など．

時期	考え方(目的)	追加コメント
非観血的対応	口蓋裂の補綴的(装具)閉鎖で，嚥下・発音の改善	エジプト時代のミイラにも口蓋裂を確認
手術創始期	破裂縁の閉鎖(会話の明瞭化)	生石灰や焼いた鉄棒などでの焼灼(破裂幅の狭い症例に適用)
適応拡大期	破裂幅の広い症例や硬口蓋，顎裂におよぶ症例に対しても，治療の選択肢を広げるさまざまな工夫	離れている左右の破裂縁に焼灼により傷をつけた後に縫合．破裂縁の組織をメスで削いでから縫合(無麻酔のため，痛み・出血・感染で不十分な手術)．
	術後創縁の離開を軽減するために減張切開を工夫→麻酔・消毒法進歩	双茎粘膜骨膜弁(1862年 von Langenbeck)→閉鎖に関する確実性は向上したが，単なる閉鎖
鼻咽腔閉鎖機能獲得期	閉鎖した粘膜を後方に移動させて，咽頭腔を狭くする．筋肉輪の形成．	4-flap 法による push-back 法(1937年, Wardill, 図9)
小児麻酔確立期	新生児での全身麻酔が可能になり，1歳前後での口蓋形成で言語成績が改善	小児麻酔回路として Ayre の T-piece 回路(1950年, Jackson-Rees)
顎発育配慮期	上顎骨の劣成長が著明であり，顎発育に配慮した二段階口蓋形成法が考案される	二段階口蓋形成術(1979年, Perko)
チーム医療確立期	顎発育抑制防止・鼻咽腔閉鎖機能不全の回避の両立を目的とする	出生直後から成人に達するまで，各専門家が成長発育にあわせて関与するチームアプローチ

えに，ますます困難な処置が求められる．

口蓋裂手術の歴史的背景と現状

口蓋形成手術は，口蓋部の組織欠損に対して，周囲または遠隔の組織を用いて，硬口蓋・軟口蓋を形成する術式である．すなわち，軟口蓋の口蓋帆挙筋，口蓋帆張筋が断裂した状態を基本とし，破裂の範囲が硬口蓋および軟口蓋，軟口蓋に限局，口蓋は連続しているものの筋肉が破裂している，といった表現形態の違いにより決められる．このような先天的組織欠損に対しては，口蓋を形成するためにある程度一定の術式を適用できる．

口蓋形成術の考え方および術式を歴史的に見ると，表2のように，現状に即した形の手術方法が考案されたのは1937年 Wardill の4-flap法(図9)と思われる．すなわち，手術を成功させる(鼻咽腔閉鎖機能の獲得)ためには，

①口蓋裂の完全閉鎖
②口蓋粘膜の後方移動(鼻咽腔を狭くする)
③軟口蓋筋肉輪の形成
④筋肉輪の動きを抑制する瘢痕がない

ことなどが鼻咽腔閉鎖機能獲得に必要であることが明らかになってきた．さらに，1950年 Jackson-Rees G[4]は，小児麻酔回路としてもっとも好ましいとされる Ayre の T-piece 回路を用いた新生児のための全身麻酔法を報告した．以後，気管内挿管での麻酔がさらに進歩して安全

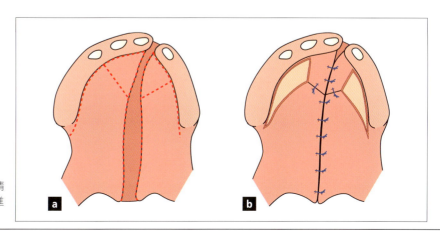

図9a, b Wardill 法(4-flap 法)．＊波利井清紀・監修．口唇裂・口蓋裂の治療 最近の進歩より引用・改変．

CHAPTER 2　口のなかの粘膜の異常・病変

に行われ，小児での麻酔が可能になったことから，言語機能の改善を目的に口蓋形成の時期が1歳前後まで早められ，言語成績は改善した．これらの変化により口蓋裂治療の機能面でのゴールが見えたかに思えたが，長期の予後が判明するようになると，上顎骨の劣成長が著明であることが問題となり始める．

その結果，顎発育に配慮した手術方法として，**二段階口蓋形成手術法**が考案(Perko MA, 1979年[5])され，良好な顎発育(Madachiら，2017年[6])および言語機能(寺尾ら，2013年[7])が得られることが報告された．しかし，手術を2回に分けること，その間の硬口蓋部の残遺孔への対応，そして，言語機能の改善が十分でないこともあるなどの問題も指摘された．さらに口蓋粘膜骨膜弁法から，粘膜弁のみを剥離して骨膜を温存(Perko MA, 1974年[8])したり，後方移動により露出した骨面を頬粘膜弁により被覆する(Culf NK, 1975年[9])など手術方法の改良により，一段階法でも十分な上顎の発育が得られることも報告されている．

以上の経緯より，言語障害に対する**軟口蓋部の閉鎖時期については1歳〜1歳半**というコンセンサスがえられているものの，いまだに口蓋形成の方法および管理体制(一段階法か二段階法か)については，各施設の考え方に一任されているのが現状である．

口腔外科の対応・テクニック

二段階口蓋形成法による管理・手術

唇顎口蓋裂では，唇・顎・硬口蓋・軟口蓋の4つの部位がそれぞれにもつ機能に合わせた形での手術と，その間の管理が必要になる．当科で行っている「Hotz床併用二段階口蓋形成法」のコンセプトは，①出生直後からHotz床(図10)を装着し，顎裂部に相当する内面を削除することで顎裂部の顎発育方向を誘導し，より理想的な顎堤形態を整え，②軟口蓋形成・硬口蓋形成と進むなかで，適切な時期に可能な限り低侵襲の手術操作が加わり，嚥下機能・鼻咽腔閉鎖機能を獲得するとともに，③その顎堤形態を維持したままで成長させること，にある．

以下，当科での管理順に具体的対応について述べる．

① Hotz床の作成，装着と管理，効果

Hotz床は口腔内装具(義歯と同じ)であるため，印象採得が必要であるが，口蓋裂をともなう患児の印象には注意が必要である．できる限り早期に装着すること(図11)で，ミルクの1回摂取量の増加(図12)，摂取時間の短縮(図13)が得られる．さらに，月1回の定期受診による調整は，二次的効果として母親や家族の不安解消など，精神的バックアップにもつながる．なお，Hotz床は軟口蓋形成術直前まで用いるが，口唇形成時には必ず再製作する必要があり，口唇形成術後の口唇からの乳前歯への圧力を軽減するのにも役立つ．

②口蓋形成術

口蓋形成の主たる目的である鼻咽腔閉鎖機能獲得のためには，硬口蓋および軟口蓋を一気に閉鎖するpush-back法，またはFurlow法(Furlow，1986年[10]，図14)により口蓋を形成する施設が多い．このような一段階法を採用している施設でも顎発育抑制を生じないようにするための工夫により，良好な顎発育が得られている．

硬口蓋と軟口蓋は形態的にも機能的にも別であり，基本的に硬口蓋への手術侵襲(の結果としての瘢痕組織)は顎発育を抑制し，(鼻腔側であろうと口蓋側であろうと)軟口蓋にできる瘢痕組織は軟口蓋の運動を阻害する．このことから当科では，ある程度の手術手技を習得している口腔外科医であれば誰が行っても，一定の結果が得られるような術式・管理体系(この時期には，硬口蓋には手をつけない)，すなわちシステムを確立することがもっとも重要であると考えている．そこで，良好な機能と顎発育を得るために**二段階口蓋形成手術法を採用**し，**軟口蓋閉鎖をFurlow変法により1歳半**で行い(図15)，**硬口蓋閉鎖は鋤骨弁**(飯田ら，1998年[11])**を用いて4歳頃**に閉鎖する方法を採用している．

(1)軟口蓋閉鎖

二段階口蓋形成手術法における軟口蓋閉鎖にFurlow変法を応用することは，①軟口蓋単独で口蓋延長が可能であること，②軟口蓋の鼻腔側も口腔側も完全閉鎖が可能であること，③筋肉輪が確実にしかも軟口蓋後方の部位に形成されること，④数例経験すればそれほど複雑な手術方法ではないこと，などのFurlow法の特徴から，破裂幅(軟口蓋の組織量)に配慮しさえすれば，かなり適応範囲が広い．

3 口蓋裂

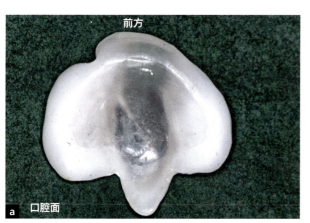
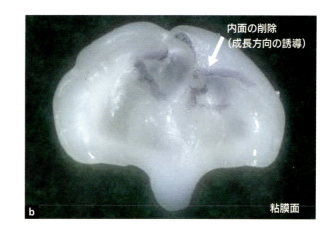

図10a, b　Hotz床.

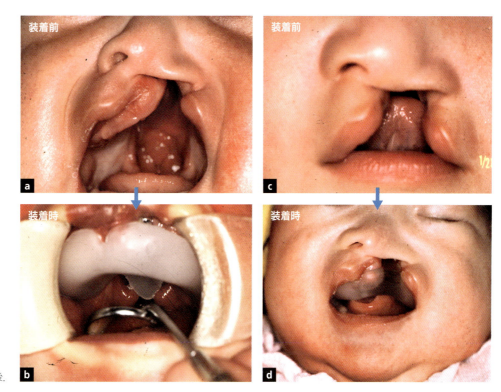

図11a〜d　Hotz床装着の前後.

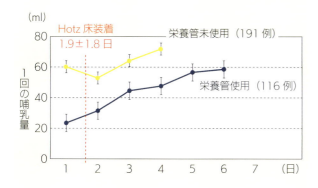

図12　Hotz床装着後の1回哺乳量の推移.

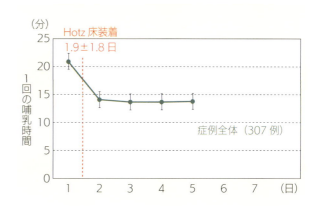

図13　Hotz床装着後の1回の哺乳時間の推移.

CHAPTER 2　口のなかの粘膜の異常・病変

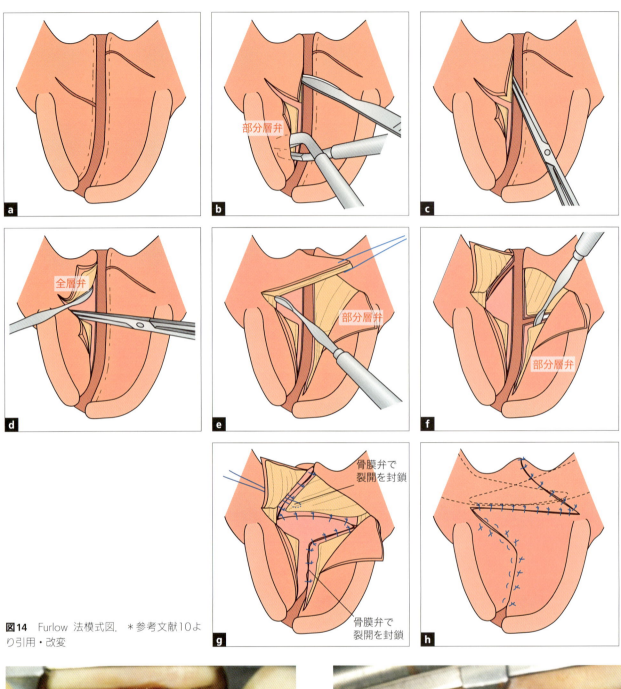

図14 Furlow 法模式図．＊参考文献10より引用・改変

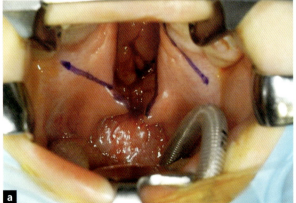
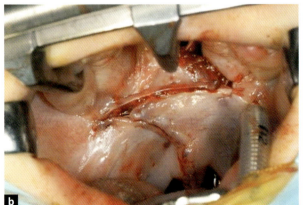

図15a, b Furlow 変法（二段回法の際の，軟口蓋の閉鎖に用いる）．

3 口蓋裂

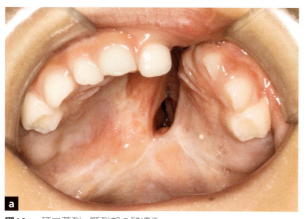

図16a　硬口蓋裂・顎裂部の残遺孔.

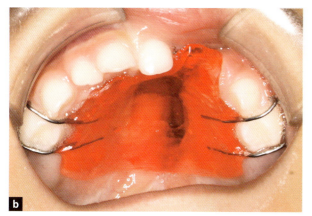

図16b　口蓋床の装着時.

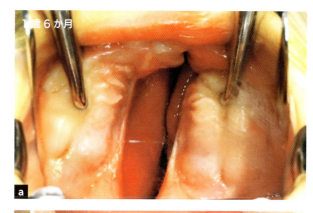

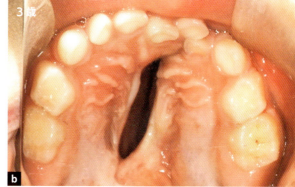

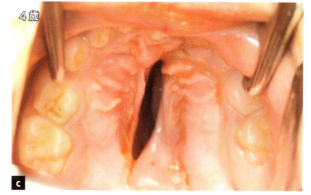

図17a〜c　硬口蓋残遺孔の縮小.

(2) 硬口蓋閉鎖

　その後の，硬口蓋形成までの管理については，硬口蓋部の残遺孔の閉鎖に**口蓋床**（**図16**）を用いる．維持部を得るために，装着時期は上顎のD（乳臼歯）が萌出する2歳頃とし，硬口蓋残遺孔の閉鎖を行うまで，適宜つくり替える．なお，この期間中には患児の成長にともない，上顎骨も大きくなるが，その成長方向は外側ばかりでなく，破裂部でも内側に向かって成長し，破裂幅は縮小してくる（**図17**）．以前に行っていたPerko法に比べてFurlow法では，より閉鎖しやすい形態で早期に破裂幅の縮小がみられる．縮小の時期としては4歳頃までが急速で，以後は変化が少ないことから，手術侵襲をより小さくすることが可能で，硬口蓋の残遺孔閉鎖は4歳時に鋤骨弁により実施している（**図18**）．

CHAPTER 2　口のなかの粘膜の異常・病変

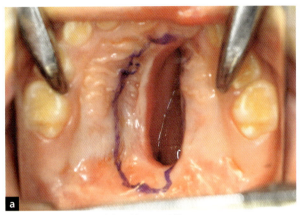

図18a　硬口蓋閉鎖術（鋤骨弁）の切開線．

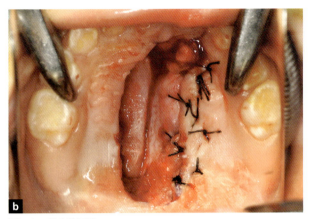

図18b　縫合終了時．

予後

術後評価

　口蓋形成術の主たる目的は鼻咽腔閉鎖機能獲得であるが，手術により生じる瘢痕で二次的に歯列不正・咬合不全・咀嚼障害・審美障害などがみられる場合もある．どちらも術直後でなく，言語獲得および顎発育終了時に評価し，障害が残らないようにするために，言語聴覚士・矯正歯科医らによる管理が重要になる．前述のように手術結果はいろいろな要因により影響されるが，適応される手術方法自体の良し悪しは，症例の蓄積により評価して見直す必要がある．一般的には**就学前に言語や咬合状態での評価が必要**と考えている．言語評価および歯列・顎発育の評価は専門分野の教科書に稿を譲るが，チーム医療では専門の言語聴覚士や矯正歯科医らに完全に任せるのでなく，全員がある程度の口蓋裂児の病態や治療・管理に対する総合的知識をもち，お互いに意見交換しながら症例の診察・管理にあたることが本来のチーム医療である．

参考文献

1. Pauws E, Hoshino A, Bentley L, Prajapati S, Keller C, Hammond P, Martinez-Barbera JP, Moore GE, Stanier P. Palatogenesis: morphogenetic and molecular mechanisms of secondary palate development. Hum Mol Genet 2009; 18: 4171-4179.
2. 碓井由紀子，小野和宏，高木律男，鍛冶昌孝，永田昌毅，飯田明彦，今井信行，神成庸二，藤田一，早津誠，大橋靖．口唇裂口蓋裂発生に関与する母体環境の調査．新潟歯学会誌 1998; 28(2): 1-8.
3. Wardill WEM. The technique of operation for cleft palate. Br J Surg 1937; 25: 117.
4. Jackson-Rees G. Anaesthesia in the newborn. Br Med J 1950; 2:1419-1422.
5. Perko MA. Two-stage closure of cleft palate. J Maxillofac Surg 1979; 7: 76-80.
6. Madachi K, Takagi R, Asahito T, Kodama Y, Oominato R, Iida A, Ono K, Saito I. Clinical Evaluation after Two-Stage Palatoplasty Combined with Hotz's plate：A Comparison of Furlow's versus Perko's Method. International journal of Oral and Maxillofacial Surgery 2017；46(5)：539-547.
7. 寺尾恵美子，髙木律男，大湊麗，児玉泰光，飯田明彦，五十嵐友樹，小野和宏．片側性唇顎口蓋裂児に対するHotz床併用二段階口蓋形成法の8歳までの言語成績：Furlow法による軟口蓋形成術の評価．日口蓋誌 2013; 38(1): 104-112.
8. Perko MA. Primary closure of the cleft palate using a palatal mucosal flap; An attempt to prevent growth impairment. J Maxillofac Surg 1974; 2: 40-43.
9. Culf NK, Chong JK, Cramer LM. Different surgical approach to secondary velopharyngeal incompetence. Symposium on management of cleft lip and palate and associated deformities, 8, edited by Georgiade N. St. Louis: CV Mosby , 1974: 178-191.
10. Furlow LT Jr. Cleft palate repair by double opposing Z-plasty. Plast Reconstr Surg 1986; 78(6):724-38.
11. 飯田明彦，大橋靖，高木律男，小野和宏，今井信行，神成庸二，早津誠．二段階法における硬口蓋閉鎖法の検討．日口蓋誌 1998；23(2)：68-74.
12. Kaplan EN. The occult submucous cleft palate. Cleft Palate J 1975; 12: 356-368.

4 口唇裂

中村典史(鹿児島大学大学院医歯学総合研究科口腔顎顔面外科学分野)

口唇裂とは？

「口唇裂」とは，先天的に口唇に裂をもって生まれてくる先天異常のことで，口蓋裂と合わせて「口唇・口蓋裂」，あるいは「口唇裂口蓋裂」と総称される．わが国では口唇・口蓋裂併せて500〜600人の出産に約1人の割合で発生するとされる．

口唇裂は，口唇に単独にみられる「唇裂」，歯槽部まで裂が連続した「唇顎裂」，口唇 - 歯槽部 - 口蓋部まで裂が連続する「唇顎口蓋裂」がみられる．また口唇裂は，裂の程度によって，鼻孔底まで完全に断裂した「完全唇裂」，途中から口唇が断裂した「不完全唇裂」，皮膚は繋がっているが，皮下筋層に裂が認められる「皮下唇裂」(痕跡唇裂)がある．さらに，左右の発現により，「片側性唇裂」「両側性唇裂」「正中唇裂」に分類され，一般に片側(左側)に出現することが多い[1] (**図1**)．

原因

口唇裂の発生する原因は，内因(遺伝的要因)と外因(環境要因)の相互作用によって，一定の閾(しきい)値を越すと，異常が発生する多因子閾説で説明され，口唇裂は多因子疾患と考えられている．

唇裂の発生に遺伝的要因が関与するという論拠として，家族内に多発することがしばしばあり，同一家系内に患者がいると次に発生する確率が高くなることがあげられ

口唇裂の種類

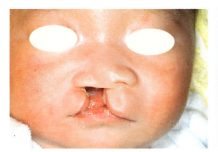

図1a 片側性完全唇顎口蓋裂.

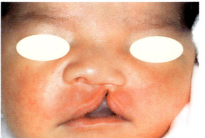

図1b 片側性不完全唇裂.

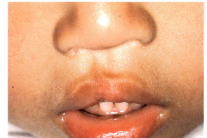

図1c 皮下唇裂.

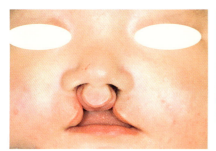

図1d 両側性完全唇顎口蓋裂.

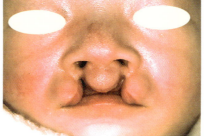

図1e 両側性不完全唇顎裂.

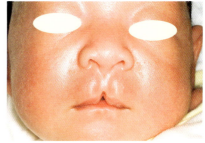

図1f 正中唇裂.

CHAPTER 2　口のなかの粘膜の異常・病変

る．しかし，発生形式は「メンデルの遺伝法則」にはしたがわないことや，一卵性双生児でも同時発生率は100％とならないなどから，遺伝様式については未だ解明されていない．

　環境要因としては，胎児に対する機械的刺激，放射線の影響，ホルモン異常，ビタミン欠乏，ウィルス感染，母胎環境などがあげられる．妊娠初期の風疹ウィルス感染は，口唇裂・口蓋裂などの先天異常を生じることが知られている．

胎児における口唇の発生と，口唇裂の発症のメカニズム

　口唇は胎生5〜8週前後に，複数の顔面突起の融合により形成される．この時期に顔面突起の癒合の機序が何らかの原因により障害されるために裂を生じるとするのが「突起癒合不全説」（**図2**）である．また，顔面の形成期にみられる中央・左・右の突起様の高まりは本来連続しており，その3か所で生じた中胚葉塊が互いに上皮壁をとおって発育・融合して上唇になるが，中胚葉塊のどれかが欠損または不足して破裂を生じるとする「中胚葉貫通説」などが考えられている．

何をみる？
GP・小児歯科の鑑別診断

　口唇裂の診察で重要なのは，**片側性か両側性か**，**破裂の程度**，**顎裂や口蓋裂の合併の有無**，**外鼻変形の程度**，**全身他部位の異常の有無**などである．顔面裂に合併する他部位の先天異常の頻度は2〜7％と報告され，外表異常としては手足の異常が多く，内臓では心疾患が多くみられる．口唇裂は基本的に上唇の裂で現れるが，両側性の口唇・口蓋裂では数％に先天性下唇瘻を合併しており，「van der Woude 症候群」と診断される場合がある（**図3**）．

　出生直後の口唇裂患者では，哺乳量や体重増加を計測あるいは問診し，口蓋裂を合併する場合には，ミルクの鼻漏出の有無を確認する．

　幼児期以降の口唇裂患者では，口唇部の手術瘢痕や外鼻の変形の有無，発音の明瞭度，歯の萌出状況や歯列不正の有無などを診察する．

　口唇裂児が出生直後に受診する場合には，裂の存在か

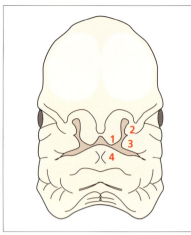

図2　口唇をつくる胎生期の顔面突起．
1 内側鼻突起
2 外側鼻突起
3 上顎突起
4 下顎突起

ら疾患を誤ることはほぼないが，術後であれば，口唇裂と，口唇部の外傷による瘢痕との鑑別が必要となる．

何をする？
GP・小児歯科の対応

　口唇裂に関連する問題は，口唇・外鼻の変形，歯の萌出異常，さらに口蓋裂を合併する場合は，哺乳障害，言語異常，顎発育異常など，多岐にわたる．また，これらの問題の出現時期もさまざまである．したがって，口唇裂・口蓋裂に対する治療の基本は，長期的視野のもとに，多くの専門職種が共通のゴールに向かって有機的に連携しあうチームアプローチが基本である[2]（**図4**）．わが国では，口唇・口蓋裂のチーム医療を実践する専門施設が各地に存在するので，その管理のもとで，計画的に治療が進められることが望ましい．

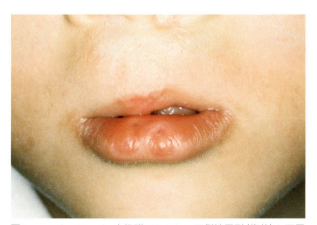

図3　van der Woude 症候群にみられる両側性唇裂（術後）と下唇瘻．

出生直後の管理

①哺乳の指導

出生直後の口唇裂児では，まず哺乳が十分にできているかどうかを確認する．一般に，唇裂単独では著しい哺乳障害はみられず，直接母乳の摂取も可能な場合も多い．しかし，顎裂が大きく，口唇による乳首の把持が悪い場や，口蓋裂によるミルクの鼻漏出がみられる場合は，哺乳困難を呈することも多い．その場合には，**母親に搾乳を勧め，乳首の大きな口蓋裂用哺乳瓶（ピジョンＰ型）や，母親が手で哺乳量を補助できる哺乳瓶（ハバーマン型）を使用した哺乳指導**を行う（図5）．哺乳量のチェックは，2週間に1度の体重増加を観察し，母子手帳の標準体重曲線にプロットする．

裂幅が大きく，鼻漏出が多い場合には，「Hotz床」で口蓋裂を閉鎖することで哺乳の補助を行う．Hotz床は，軟性/硬性レジンを用いて作られた乳児用の義歯で，口蓋床とその後方に延長されたテイル部によって口蓋裂を閉鎖する．さらに，裂内への舌の嵌入を防ぎ，開大した口蓋裂幅を狭小化して，minor segment の前方移動を誘導することができる（術前顎矯正治療[3]，図6）．哺乳量が著しく少ない場合には，1週間間隔で慎重に体重を観察し，体重が日本人標準体重の最低線から徐々に離れる場合には，生命予後が悪いとされるので，小児科医に対診する．

幼児期〜学童期以降の管理

①むし歯の予防

唇顎裂を有する患者では，乳歯萌出の際に，破裂側の

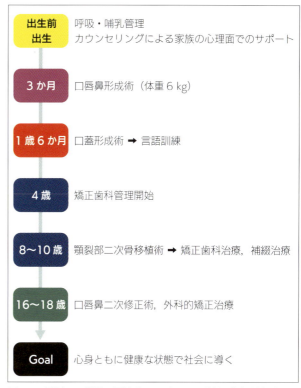

図4 口唇裂・口蓋裂一貫治療スケジュール（鹿児島大学病院口唇口蓋裂専門外来）．

上顎乳中切歯の捻転，上顎乳切歯・乳犬歯の萌出位置異常をともなう場合がある．また，歯数異常や，矮小歯などもみられる場合がある．歯の異常は，永久歯萌出期にもみられ，前歯部の叢生や反対咬合などもみられる．捻転歯や萌出位置異常歯では，通常のブラッシングでは十分に清掃ができない場合も多く，う蝕を生じやすい．

したがって，乳児期から定期的な観察を行い，フッ化物塗布などのう蝕予防処置や，ブラッシング指導を実施することが重要である．矯正歯科治療を開始した後は，

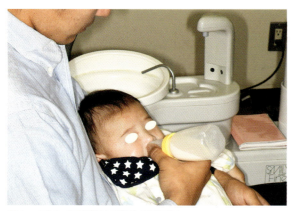

図5a 口唇・口蓋裂児の哺乳指導風景．

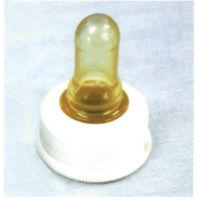

図5b ピジョンＰ型乳首．

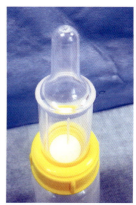

図5c ハバーマン型哺乳瓶．

CHAPTER 2　口のなかの粘膜の異常・病変

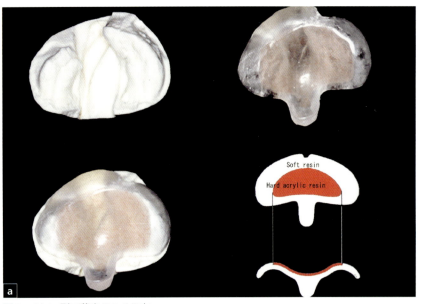
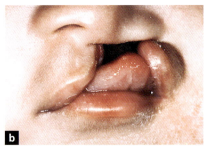
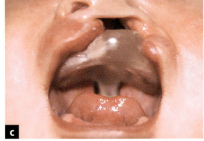

図6a　Hotz型口蓋床のつくり方.
図6b　Hotz床装着前の，舌の裂内への嵌入.
図6c　Hotz床装着時の，口蓋裂の閉鎖.

口腔内装置により口腔の状態が複雑になるので，より積極的な口腔衛生指導が必要となる．

②矯正歯科治療

口唇裂児の矯正歯科治療は，正常な咬合機能・正常な言語・審美的顔貌を獲得し，患者のQOLを向上させることを目的とする．歯の捻転や歯数異常などの不正咬合は乳歯期から現れるが，乳歯期の不正咬合に対する治療が必ずしも永久歯の正常な萌出を保証するものではないことから，著明な上顎の裂成長に対する上顎前方牽引や狭窄歯列に対する治療を除いて，**永久歯が萌出し始める頃より治療を開始**することが多い．

永久歯萌出後には，第一期治療として，**リンガルアーチや上顎歯列の拡大装置**による歯列弓の改善（**図7**），さらに**顎裂骨移植を併用した顎裂部への隣接歯の誘導**を行い，さらに第二期治療として**マルチブラケットを用いた動的歯科矯正治療**により，歯の配列がなされる．

口腔外科の対応・テクニック

出生前後の管理

①出生前・出生後カウンセリング

近年，超音波検査の発展により唇裂患者の多くは，出産前に診断がなされるようになってきた（**図8**）．産科医からの診断名の告知だけを受けた母親が，生まれてくる子どもの将来とインターネットなどからの過剰な情報により，不安を抱えながら出産を迎える場合も少なくない．

出生前・直後のカウンセリングでは，その時点で明ら

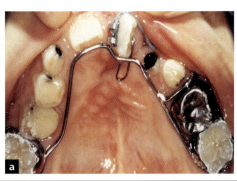
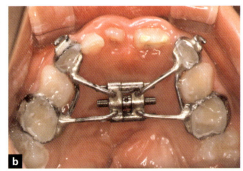

図7a　リンガルアーチによる捻転歯の治療.
図7b　ファンタイプ拡大装置による上顎骨の拡大.

かな病態について治療の流れを示しながら，適切な治療によって口唇裂にかかわる問題は解決されることを説明する．また，病気の有無が患者の価値を変えるものではなく，ヒトとしての誕生を祝福することの重要さを伝える．

②術前外鼻矯正治療

口唇裂のもっとも大きな問題は，口唇の断裂と外鼻の変形などの審美的な障害である．近年，口唇裂に対する手術はかなり進歩したにもかかわらず，術後に口唇や外鼻の変形が残存することも少なくない．術前矯正として広く行われているのは，**外科用テープやバンドエイドによる上唇の引き寄せ**と，**Hotz床による歯列弓形態の改善にともなう裂幅の減少**である．

さらに，近年では**NAM**（nasalveolar molding plate）を用いた術前矯正治療が盛ん行われるようになった（**図9**）．NAMは，口蓋裂の哺乳補助や顎矯正治療に用いられるHotz床の先端に，ステントとよばれるプラスチック性の突起をつけ，鼻孔天蓋を押し上げることで，平坦な鼻翼をドーム型に改善しようとするものである[4]．術前に約3か月間NAMで外鼻ならびに変形した歯槽弓形態の改善に取り組み，その後，口唇外鼻形成術に移る．

③口唇外鼻形成術

初回の口唇形成術の手術時期の決定には，口唇周囲組織の発育が十分であること，全身麻酔下手術に耐えうる全身の発育が十分であること，手術後の顎顔面発育への影響が少ないよう，あまり早期に行わないこと，さらに，術前矯正治療の効果が望めることなどを考慮して決定される．一般的な目安は「Ten（10）の法則」とよばれ，

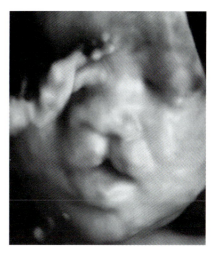

図8　三次元超音波検査による口唇裂の出生前診断．

①白血球数：10,000/mm以下
②ヘモグロビン値：10g/dl以上
③体重：6kg（10ポンド）以上

で，およそ**生後3か月（3〜4か月）頃**に行う施設が多い．

i）片側性唇裂の手術

片側性唇裂の手術法としては，**三角弁法**（Randall法，

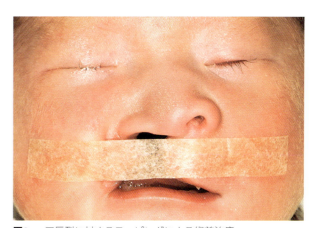

図9a　口唇裂に対するテーピングによる術前治療．

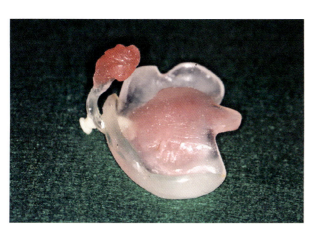

図9b　Nasoalveolar molding plate（NAM）．

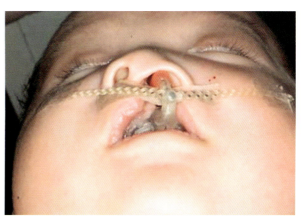

図9c　NAMによる鼻翼形態の術前矯正．

CHAPTER 2　口のなかの粘膜の異常・病変

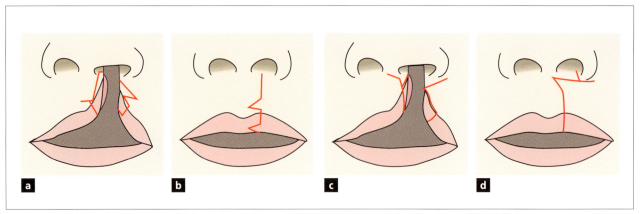

図10a〜d　片側性唇裂に対する口唇形成術．三角弁法（Cronin 法　a, b）と，Millard 法（c, d）の手術デザインと術後．

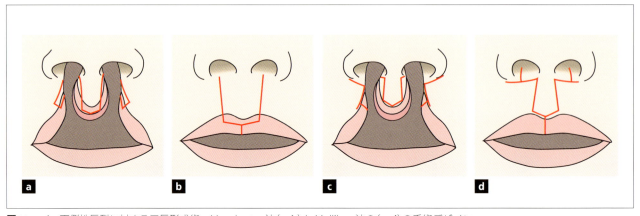

図11a〜d　両側性唇裂に対する口唇形成術．Manchester 法（a, b）と Mulliken 法の（c, d）の手術デザイン．

Cronin 法），**rotation advancement method**（Millard 法）[5]，さらにこれらの特徴を合わせた **Fisher 法**[6] などがある（**図10，12a**）．外鼻変形に対する初回手術については，以前は外鼻組織の発育を障害するので，成長終了まで行わないほうがよいとする考え方が主流であった．しかし，外鼻に大きな変形を抱えて成長する際の心理的問題が大きいことから，最近では**乳児期の外鼻軟骨の周囲を広く剥離することなく，可及的に外鼻修正を行う施設が多くなった**[7]．

ⅱ）両側性唇裂の手術

両側性唇裂は口唇外鼻の組織量が少なく，とくに，鼻柱や正中唇の短縮，中間顎の突出によって多様な病態がみられる．手術法には1回で閉鎖する場合と，片側ずつ2回に分けて口唇を閉鎖する方法がある（**図11，12b**）．1回法手術では，**直線法（Manchester 法）**や，**外側唇を中間唇下方へ移動させる方法（Mulliken 法**[8]**）**などがある．初回手術では，短い白唇長を延長しながら左右対称的な

バランスのよい白唇・赤唇を回復するとともに，赤唇中央の組織欠損（whistling deformity）を解消することが重要だが，現時点で絶対的な手術法はなく，さまざまな取り組みがなされている[5]．

幼児期〜学童期以降の治療

①就学前の二次修正術

乳児期から学童期にかけての口唇裂患者は，初回口唇形成手術が良好に施行されていれば，特段必要な治療はない．しかし，手術を受けたにもかかわらず，口唇や外鼻に大きな変形や瘢痕がみられる患者では，幼稚園や小学校などでの社会生活で周囲と良好な関係が築かれず，「いじめ」などの問題に発展することが危惧される．成長期の二次手術は，その後の外鼻や顎の成長への影響が懸念されるので，安易に行うべきではないが，口唇外鼻の変形が患児の心理面での成長を障害すると判断される場合には，就学前の二次口唇外鼻修正術を検討する必要が

4 口唇裂

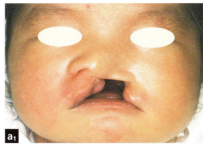
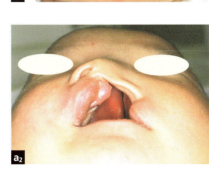
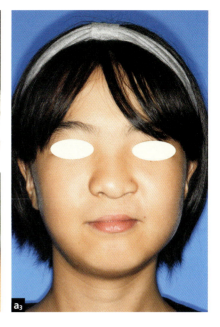

図12a₁〜a₃　片側性唇裂に対するCronin法の術前後.

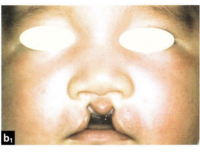
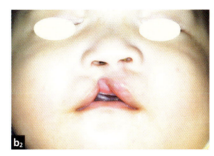
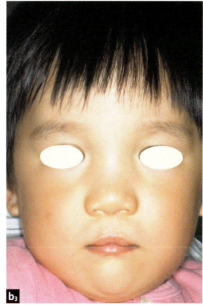

図12b₁〜b₃　両側性唇裂に対する2回法手術の術前後.

ある.

②言語異常に対する治療

唇顎口蓋裂で，すでに口蓋裂手術を受けた患者では，4〜5歳時に鼻咽腔閉鎖機能および構音機能に関する評価を行う．鼻咽腔閉鎖機能のもっとも簡便な方法は「ブローイング検査」で，金属板についた目盛りの大きさで鼻漏れ量を判断できる（**図13**）．構音については，言語聴覚士による構音評価を受ける．もし，術後に発話時の鼻漏出が著しく，異常構音がみられる場合は，スピーチエイドやパラタルリフトなどを用いた積極的な言語訓練が必要になるので，最寄りの口唇裂口蓋裂専門施設の言語聴覚士に相談しながら治療を進める[9].

③顎裂部二次骨移植

顎裂がある場合，顎裂に隣接する上顎側切歯や犬歯の萌出が障害され，歯列不正の原因となる．そのような場合には，上顎側切歯や犬歯が萌出する前（8〜9歳頃）に，腸骨より海綿骨・骨髄を採取して顎裂部に移植する（**図14, 15**）．そのことによって，

1) 顎裂部の閉鎖による連続した歯槽堤の形成，および隣在歯の歯槽骨および歯根膜の補強

CHAPTER 2　口のなかの粘膜の異常・病変

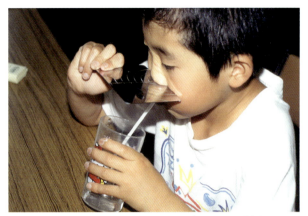

図13a　鼻咽腔閉鎖機能の評価のためのブローイング検査.

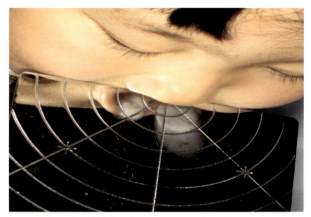

図13b　鼻咽腔閉鎖機能の患者にみられる鼻息鏡の曇り.

2) 鼻口腔瘻の閉鎖
3) 骨移植部への歯の移動，萌出誘導またはインプラントの植立
4) 両側性裂の場合に中間顎，歯列弓の固定，安定化
5) 鼻翼基部の挙上による外鼻変形の改善

などが期待できる[10].

顎裂部二次骨移植術

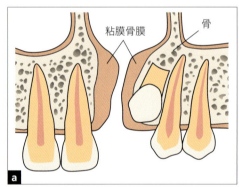
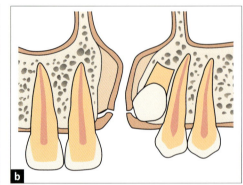
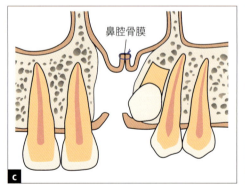
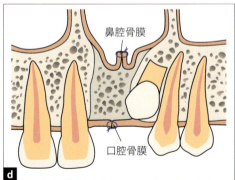

図14a〜d　顎裂部骨移植術の模式図.

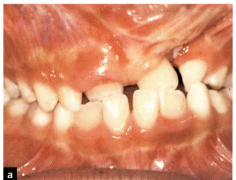
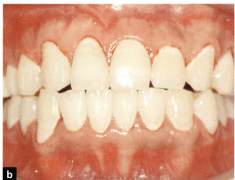

図15a　片側性唇顎口蓋裂患者の反対咬合.
図15b　骨移植を併用した歯科矯正術後.

骨移植後は，矯正歯科医と連携して，顎裂内に永久歯を萌出誘導することによって，天然歯を削合することなく，良好な歯列弓をつくることができる．しかし，上顎骨の前方発育障害が高度な場合は，成長終了後に顎矯正手術による咬合の回復を図る場合もある．

予後

近年，口唇裂・口蓋裂治療の進歩により，大きな障害を抱える患者は少なくなったといわれる．しかし，口唇外鼻の変形や，歯列の異常などを抱える患者も少なくなく，さらに，問題が長引く場合は，心理面での成長に悪影響することもある．口唇裂児の治療スケジュールの立案にあたっては，目先の問題のみにとらわれず，長期的な視野に立って治療法や治療時期を選択していく一貫治療（包括的管理）が重要であるのと同時に，患者に寄り添い，心理的にサポートする体制の構築も重要である．

参考文献
1. 岐部俊郎，西原一秀，渕上貴央，松本幸三，手塚征宏，木村菜美子，古閑崇，中村典史．当科における口唇裂・口蓋裂患者一次症例の30年間の臨床統計的観察．日口外誌 2017；63：140-147.
2. 中村典史（分担執筆）．口唇裂・口蓋裂の治療．In：野間弘康，瀬戸皖一・監修．標準口腔外科学 第4版．東京：医学書院，2015：131-138.
3. Hotz M, Gnoinski W. Comprehensive care of the cleft lip and palate children at Zurich University: a preliminary report. Am J Orthod 1976; 70: 481-504.
4. Cutting C, Grayson B, Brecht L, et al. Presurgical columellar elongation and primary retrograde nasal reconstruction in one-stage bilateral cleft lip and nose repair. Plast Reconstr Surg 1998; 101: 630-639.
5. Millard DR Jr. Cleft Craft. The evolution of its surgery. Vol. I The unilateral deformity : 146. Vol. II The bilateral deformity. Boston: Little, Brown and Company, 1976: 19-38, 107-147.
6. Fisher DM. Unilateral cleft lip repair: An anatomical subunit approximation technique. Plast Reconstr Surg 2005 ; 116:61-71.
7. Nakamura N, Sasaguri N, Nozoe E, Nishihara K, Hasegawa H, Nakamura S. Postoperative nasal forms after presurgical nasoalveolar molding followed by medial-upward advancement of the nasolabial components with vestibular expansion for children with unilateral complete cleft lip and palate. J Oral Maxillofac Surg 2009; 67: 2222-2231.
8. Mulliken JB. Correction of the bilateral cleft lip nasal deformity: evolution of a surgical concept. Cleft Palate- Craniofac J 1992; 29: 540-545.
9. 斉藤裕恵，熊谷多嘉子，武田康男，緒方祐子，中村典史（分担執筆）．第3章I 言語臨床の方針と内容．In：斉藤裕恵・編著，言語聴覚法シリーズ8巻．器質的構音障害．建帛社，2002：80-143.
10. 嶋香織，緒方克哉，鈴木陽，中村典史，本田康生，後藤圭也，中島昭彦，大石正道．顎裂部への二次的自家海綿骨細片移植術における移植骨の術後吸収の評価．日口蓋誌 1998；23(4)：203-213.

CHAPTER 2 口のなかの粘膜の異常・病変

5 歯肉嚢胞（上皮真珠），歯堤嚢胞

八幡祥子（北海道医療大学歯学部口腔構造・機能発育学系小児歯科学分野）

原因

　口腔の発育過程において，歯冠の位置や形が決定されると，歯堤の役目は終わり分断され，歯肉の細胞によって吸収される．まれに歯堤をつくっていた上皮細胞が残り，真珠のような外観を呈する小腫瘤が形成されることがある．これは真珠のようにみえるため，**上皮真珠**とよばれている．上皮真珠は，**歯肉嚢胞**，**歯堤嚢胞**など多くの名称があり，とくに上顎口蓋正中部に生じたものは **Epstein 真珠**という．

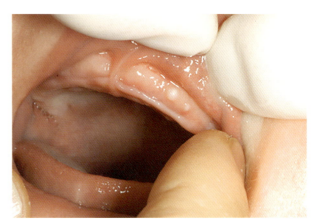

図1 歯肉嚢胞（上皮真珠）．上顎前歯部歯槽堤粘膜に白色の小真珠様腫瘤が認められる．＊松下標先生（松下歯科医院）提供

何をみる？
GP・小児歯科の鑑別診断

　歯が萌出する前の時期に，「白いぶつぶつができた」と保護者が心配して来院することがある．口腔内をみると**直径1～3 mm 程度の小真珠様腫瘤**が確認できる．新生児から生後3か月くらいまでに好発し，**白色または黄白色**を示す．顕著なものの発生頻度は2～3％といわれている．**上顎前歯部歯槽堤粘膜**に多く，腫瘤は半球状で，半球が1つだけのこともあれば，いくつか連なっていることもある．自覚症状はなく1～2週間で自然に消失する．
　先天性歯との鑑別を要することがあるが，注意して見ると簡単に鑑別できる．

何をする？
GP・小児歯科の対応

　ほとんどが**自然に消失するので，経過観察**で問題ないが，歯が萌出したら再度来院してもらい，確認してほしい．その際，う蝕予防についても指導するとよいだろう．また，真珠のようにみえるため，真珠のような異物が入っていると誤解する保護者もいるので，飲み込むなどの心配はないときちんと説明することが大切．長期間消失せずに残っている場合は，感染源になりうるとの報告もあるため，とくに大きく嚢胞状のものは注意する必要がある．

参考文献
1. 平井五郎，他．歯の組織・発生学．東京：医歯薬出版，1995．
2. 甘利英一，武田泰典．小児の口腔軟組織疾患：診断アトラス．東京：医学情報社，1995．
3. 登内喜美江，他．新生児における上皮真珠の臨床的観察　第1報　出現頻度と経日変化．小児歯誌 1990；28(3)：786-797．
4. 日本小児歯科学会・編．親と子の健やかな育ちに寄り添う　乳幼児の口と歯の健診ガイド．東京：医歯薬出版，2012．
5. 新谷誠康，他・編．小児歯科学　ベーシックテキスト．京都：永末書店，2016．
6. 福田道男，他．幼児の口蓋にみられた遺残性 Epstein's pearl の感染症について．日口外誌　1976；22：221-224．

6 粘液囊胞

三宅　実（香川大学医学部歯科口腔外科学講座）

粘液囊胞

原因

　粘液囊胞は，唾液の流出が何らかの原因で障害され，粘膜の下に粘液（唾液）が貯留して袋状になり発生する．もう少し病因を説明すると，**何らかの原因で唾液の導管が損傷し，粘液が結合組織内に溢出・貯留し，この唾液成分を取り囲んで肉芽組織が増殖・線維化し，囊胞を形成して成立する**と考えられている．また，導管内に唾液が停滞して粘液の貯留をみるものも存在するようだが，実際は稀であるといわれている．子どもに好発する理由は，口唇を咬んだりぶつけたりすることが成人より

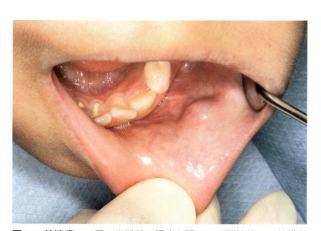

図1a　粘液瘤．口唇に半球状の腫瘤を認める．弾性軟で，粘膜色からやや紫青色を呈する．

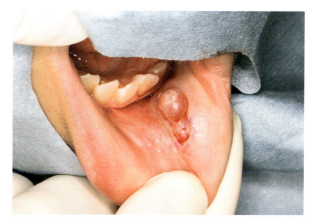

図1b　摘出術．粘膜直下に粘液の貯留を認める．

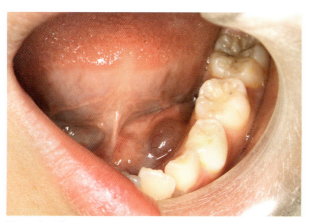

図2　舌下型ラヌーラ．口腔底に肉眼的にやや暗青色を呈する腫瘤を認める．弾性軟で液体の貯留を疑う所見．

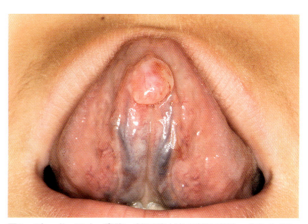

図3　Blandin-Nuhn 囊胞．前舌腺由来の粘液囊胞．痛みや痺れなど症状はない．

CHAPTER 2　口のなかの粘膜の異常・病変

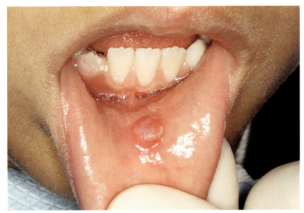

図4a　何度も咬んで潰していたため，腫瘤の先端が瘢痕化している．咬んでいったん潰れてもまた膨れてくる．

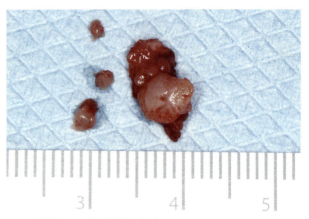

図4b　囊胞および小唾液腺の摘出．

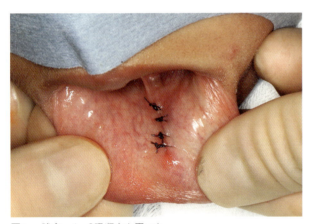

図4c　縫合．4－0吸収糸を用いた．

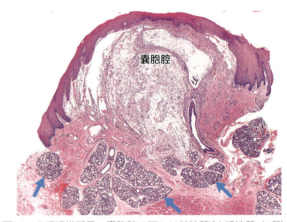

図4d　病理組織所見．囊胞腔の下には粘液腺（小唾液腺　矢印）が多数あり，唾液を集めて導管に続いている．囊胞腔の中には粘液と，それを貪食する組織球，好中球，リンパ球などの炎症細胞の浸潤が認められる．

多いためだと思われる．口腔粘膜下にある「小唾液腺」由来のものを**粘液瘤**（mucocele，**図1a, b**）とよび，口腔底に発生する舌下腺由来の比較的大きなものを**ラヌーラ**（がま腫，ranula，次項で後述　**図2**）とよぶ．また，舌，とくに「前舌腺」に発生したものを「Blandin-Nuhn（ブランディンヌーン）囊胞」（**図3**）とよぶ．

何を見る？
GP・小児歯科の鑑別診断

　これらの粘液囊胞は小児に発生することが多く，小児歯科・口腔外科領域での軟組織囊胞はほとんどがこの囊胞である．粘液（貯留）囊胞は，下口唇に好発し，大きさは数mmから1cm程度で，5mm前後が多い．形状は，半球状で柔らかく，粘液の貯留が表在性のものであればやや青紫色，深在性であれば通常の粘膜色を呈す．誤咬

を繰り返して表面が白く瘢痕化しているものもある（**図4a**）．痛みなどの症状はないので，放置されることも少なくない．小児の場合よく噛むなどして潰してしまうこともあり，囊胞が破れて中から粘り気のある唾液が出てきていったんは消失するが，数日で再度唾液が溜まると囊胞が大きくなり再発する．

　好発年齢は10歳未満から30歳代で，とくに10歳未満の小児ではよく日常臨床で経験する[2]．

口腔外科の対応・テクニック

治療

　囊胞自体が大きくないことが多く，外科的な切除が一般的である．囊胞だけでなく，その下の小唾液腺の摘出（**図4b**）も肝要で，唾液腺組織の取り残しがあると再発す

6 粘液囊胞

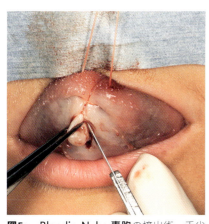
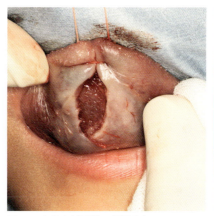
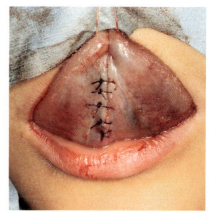

図5a Blandin-Nuhn 囊胞の摘出術．舌尖部に絹糸をかけ，上方に軽く牽引し，固定して切除．

図5b 十分な前舌腺の郭清を行う．

図5c 縫合し，摘出術を終了．

る．囊胞を摘出した後，術野を慎重に観察し，小唾液腺組織がみつかれば可及的に摘出して，少なくとも肉眼的には創面に小唾液腺組織がまったくないようにする（**図5a～c**）．その他の治療法として，レーザー照射[3,4]や凍結外科療法[5,6]がある．

予後

粘液溜の再発率は，6%程度とする報告[2]はあるが，適切に切除した場合，再発は少ないと考えられる．

ラヌーラ（ranula，がま腫）

原因

ラヌーラは，**舌下腺**からの唾液の溢出により粘膜下に唾液が貯留した囊胞性病変である．囊胞だが，囊胞裏装上皮は存在しない．口腔底部の舌下ひだにそって，片側性に生じ，粘膜が膨らみ，やや青みを帯びているのが特徴である（前述**図2**）．少し深在性のものでは通常の粘膜色を呈している．大きさは1cmから2～3cm程度と下唇にできる粘液囊胞より大きいことが一般的である．その膨らみが，ガマガエルの喉（咽頭囊）の膨らみに似ていることから，がま腫とよばれている．症状は，小さいものではまったくないが，ある程度大きくなると舌が挙上され，咀嚼障害，構音障害や嚥下障害を呈することもある．理由は不明だが，ラヌーラは女性（女児）に多く，頻度は男性の3倍ほどといわれている．好発年齢は，10歳未満から30歳代までに多くみられ，粘液囊胞と同様に小児に好発する．

何をみる？
GP・小児歯科の鑑別診断

ラヌーラの部位

ラヌーラは主として以下の3つの部位に粘液が貯留する．

①舌下型

口腔底に粘液が貯留する．一般的にはこの形態である（**図2, 8**）．

②顎下型（plunging ranula ともいわれる）

顎舌骨筋の下に主に粘液が貯留し，顎の下が腫れる（**図6**）

CHAPTER 2 口のなかの粘膜の異常・病変

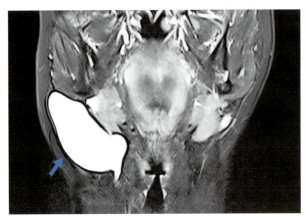

図6 顎下型ラヌーラ．MRI画像で顎下部に広範に液体(矢印)の貯留を認める．

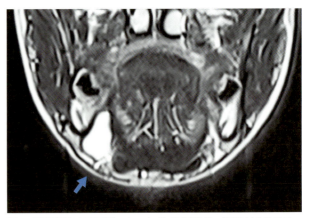

図7 開窓術前は舌下型であったが，深部組織へ唾液が入り込み，顎下型ラヌーラになった症例のMRI画像．舌下部から顎下に液体が貯留している(矢印)．

③舌下・顎下型

口腔底と顎舌骨筋下方の両方に唾液が貯留する(**図7**)．

顎下型は，唾液が，顎舌骨筋の間や後方から下に入り込み，顎下部から舌骨の上のいわゆる隙に広がるものである．しかし，最初から顎下型を呈することもあるが，当初舌下型であったものが，開窓療法後に自然排出がまったくできなくなり，深部組織へ唾液が入り込み，顎下型もしくは舌下・顎下型になる症例も少なくない(**図7**)．

診断には，MRI磁気共鳴画像が欠かせない[7]．構造的な情報だけでなく，質的な診断も可能である．粘液(液体)が貯留しているので，T2強調画像で，囊胞が真白く(高信号で)描出され，貯留部の範囲などもはっきりわかる(**図8**)．

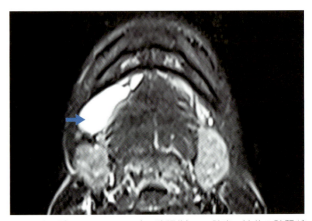

図8 舌下型ラヌーラ．MRI(T2強調像)で口腔底に液体の貯留が高信号で描出される(矢印)．

口腔外科の対応・テクニック

治療法

①開窓療法

口腔側から，膨らんでいる囊胞腔に穴を開けて，唾液が流出するようにする術式である．そのままだとすぐに自然閉鎖するので，閉鎖しないようにするために，囊胞腔内にガーゼを留置したり，ドレナージ用のチューブを入れたりして，唾液の自然流出路を確保する[8, 9]．最近では，表在性の粘液腫の場合，絹糸で囊胞腔上壁を縫合するだけの「微小開窓法」[10〜12]という比較的簡便な術式もあり，高い治癒率が報告されている．とくに小児では，有用な治療法の1つであると考えられる．

②囊胞摘出・舌下腺摘出療法

開窓法でも再発を繰り返す症例では，囊胞の摘出および舌下腺の摘出が行われる．囊胞自体には裏装上皮がないことも多く，囊胞の摘出は容易ではない．舌下腺の摘出が同時に行われる．

③OK-432注入局所硬化療法[13, 14]

OK-432(「ピシバニール®」，化膿連鎖球菌〔A群3型〕Su株のペニシリン処理凍結乾燥粉末)を囊胞内に注入する方法(93ページ参照)．囊胞の内容液を注射器で吸引した後に生理食塩水で希釈したOK-432(0.1 KE/ml濃度)を吸引量と同じ量を注入する．注射すると発熱や局所の疼痛が認められるが，普通は2日ほどで軽快する．局所の腫れは，1〜2週間ほど続いた後に徐々に縮小し，4〜8週

ぐらいで消失してくる．多くの場合は2回以内の注入で消失ないし縮小固定するが，数回の注入が必要な場合もある．

予後

舌下腺の摘出をともなった外科的切除術での再発率は2％と高くはない．しかし，開窓療法だけでは，40〜50％もの再発が認められる．

参考文献
1. 赤松徹．唾液腺の構造と機能．Journal of Oral Health and Biosciences 2016；28：77-86.
2. Chi AC, Lambert PR, 3rd, et al. Oral mucoceles: a clinicopathologic review of 1, 824 cases, including unusual variants. J Oral Maxillofac Surg 2011; 69: 1086-1093.
3. Chinta M, Saisankar AJ, et al. Successful management of recurrent mucocele by diode laser and thermoplasticised splint as an adjunctive therapy. BMJ Case Rep 2016.
4. 加藤純．小児の口腔軟組織外科処置への炭酸ガスレーザーの応用．日本レーザー歯学会誌 2012；23：91-94.
5. Garg A, Tripathi A, et al. Cryosurgery: painless and fearless management of mucocele in young patient. J Clin Diagn Res 2014; 8: Zd04-06.
6. Moraes Pde C, Teixeira RG, et al. Liquid nitrogen cryosurgery for treatment of mucoceles in children. Pediatr Dent 2012; 34: 159-161.
7. 辰野聡．歯・顎・口腔の画像診断．舌下間隙・顎下間隙の囊胞性腫瘤．画像診断 2017；37：713-723.
8. 野村武．小児の歯科小手術（第5回）ガマ腫（ラヌーラ）の手術．小児歯科臨床 2015；20：8-11.
9. 深瀬滋．小児の耳鼻咽喉科108の疑問．口腔・咽頭疾患 がま腫への対応は？JOHNS 2012；28：456-458.
10. Hegde S, Bubna K, et al. Management of ranula in a child by modified micro-marsupialization technique: A case report. J Clin Pediatr Dent 2017; 41: 305-307.
11. Woo SH, Chi JH, et al. Treatment of intraoral ranulas with micromarsupialization: clinical outcomes and safety from a phase II clinical trial. Head Neck 2015; 37: 197-201.
12. 梯裕，白石剛ら．粘液囊胞に対する微小開窓法（micro-marsupialization）の臨床的検討．日本口腔外科学会雑誌 2014；60：672-676.
13. Kono M, Satomi T, et al. Evaluation of OK-432 injection therapy as possible primary treatment of intraoral ranula. J Oral Maxillofac Surg 2017; 75: 336-342.
14. Ohta N, Fukase S, et al. Treatment of salivary mucocele of the lower lip by OK-432. Auris Nasus Larynx 2011; 38: 240-243.

CHAPTER 2　口のなかの粘膜の異常・病変

7 Blandin-Nuhn 囊胞

沢井奈津子，岩渕博史（神奈川歯科大学大学院歯学研究科顎顔面病態診断治療学講座顎顔面外科学分野）

　Blandin-Nuhn 囊胞は，Blandin-Nuhn 腺（前舌腺）より生ずる粘液囊胞のことで，小児期に多く認められる．Blandin-Nuhn 囊胞は，全口腔粘液囊胞の2.3～18.3%であり，下唇粘液囊胞に次いで多い[1]．

　「Blandin-Nuhn 腺」とは，「前舌腺」の別名で，舌尖部の舌下面に左右対称にある一対の混合性の小唾液腺のことである．Blandin-Nuhn 腺は，Philippe Frédéric Blandin（フランスの外科医，1798～1849）および Anton Nuhn（ドイツの解剖学者，1814～1889）の両氏の名から名づけられた．腺体は楕円体に近く，下縦舌筋の筋束の間に位置し，幅径5～8 mm 程度，長径12～25 mm 程度である[2]（図1a～c）．前舌腺の導管は，采状皺襞と舌小帯の間に，乳頭状にまたは点状に4～7個程度開口する[2]．なお，副前舌腺が前舌腺の後方に存在することがある．前舌腺は30歳代までは比較的孤立した集塊を形成しているが，加齢とともに腺房数の減少および構造の崩壊がみられ，筋層内に分散していく[3]．舌腺には前舌腺の他にも，後舌腺，エブネル腺があるが，舌の場合，粘液囊胞ができるのは，ほとんどが前舌腺からである．

図1a～c　前舌腺の解剖図．前舌腺は舌尖部の舌下面に左右対称に一対ある．
a：舌下面の解剖．
b：舌尖部の前頭断面．
c：舌正中部の矢状断面．

原因

　Blandin-Nuhn 囊胞の成因は，他の粘液囊胞と同様，唾液腺の導管が何らかの原因によって障害され，唾液の流出障害が起こることにある．粘液囊胞は，裏装上皮がない「溢出型」と，裏装上皮がある「停滞型」に大別され，そのほとんどが溢出型で，停滞型は1.4～18.2%にすぎない[4]．Blandin-Nuhn 囊胞もほとんどが溢出型であ

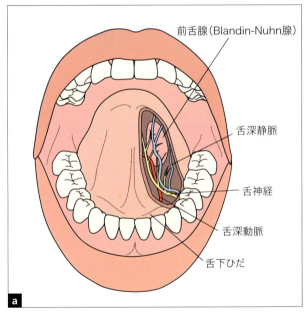

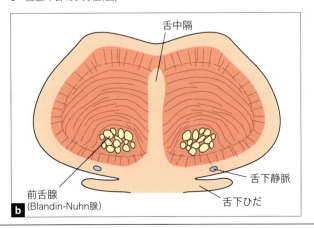

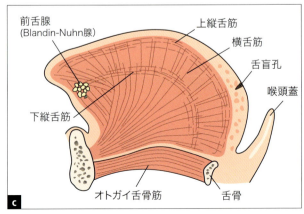

Blandin-Nuhn 囊胞の病理像

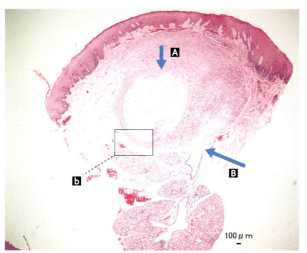

図2a 粘膜下に粘液囊胞（A）を認め，その下方に破綻した導管（B），および唾液腺を認める．

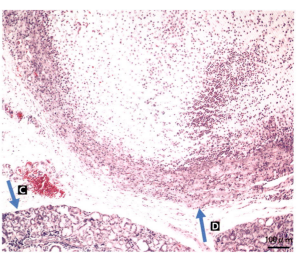

図2b a の□部分の拡大図．下方に唾液腺（C），その上方に囊胞壁（D）を認める．

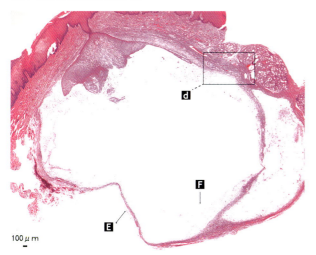

図2c 粘膜下に囊胞壁（E）を認め，囊胞腔内には粘液状物質（F）を認める．

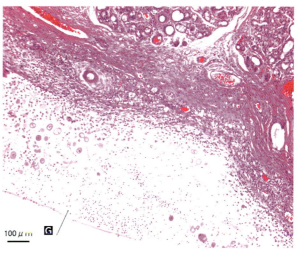

図2d c の□部分の拡大図．囊胞壁は肉芽組織あるいは結合組織からなり，囊胞腔内には粘液状物質（G）を含み，リンパ球や，泡沫細胞などの炎症性細胞の混在を認める．また，囊胞腔と隣接する唾液腺組織には，導管の拡張や軽度の炎症所見を認める．
★窪田展久先生（神奈川歯科大学附属病院病理検査室）のご厚意による

る[1,5~7]．

　溢出型粘液囊胞は，導管の破綻により粘液が周囲組織へ逸出し，まず粘液肉芽腫が形成され，持続的に続く粘液の逸出によって粘液肉芽部に囊胞腔が形成され，周囲に幼若な肉芽組織による囊胞壁が形成されていくことにより生ずる[4]．停滞型は，ムチンの凝結などによる塞栓により導管が閉塞・拡張し，その中に粘液が貯留して形成される[4]．

　前舌腺は舌のもっとも可動性のある部位に位置し，かつ機械的刺激を受けやすい．このため，Blandin-Nuhn 囊胞のほとんどは，**下顎前歯による機械的刺激などによ**り，外傷性に発生していると推測される．

Blandin-Nuhn 囊胞の病理組織像

　Blandin-Nuhn 囊胞の病理組織像は，他の粘液囊胞と変わりはない．溢出型の場合，囊胞壁は粘液貯留により圧迫された肉芽組織あるいは結合組織からなり，その中に好中球・リンパ球や，粘液を貪食したマクロファージである泡沫細胞などの炎症性細胞が特徴的な所見として

CHAPTER 2　口のなかの粘膜の異常・病変

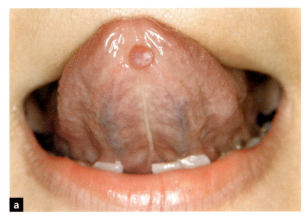

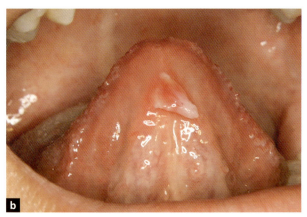

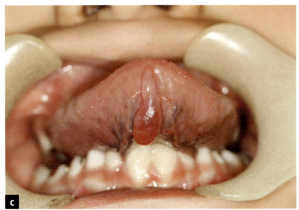

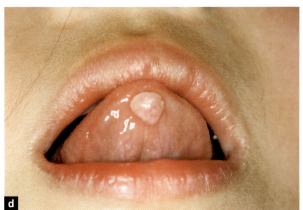

図3a〜d　Blandin-Nuhn 囊胞の口腔内写真.
a：半球状.
b：角状.
c：ピーナッツ状.　＊木本茂成先生（神奈川歯科大学附属病院小児歯科）より借用
d：金平糖状.

認められる．囊胞腔内には粘液状物質を含み，炎症性細胞の混在をみとめる．また，囊胞腔と隣接する唾液腺組織には，導管の拡張や軽度の炎症所見を認める[8]（**図2a〜d**）

何をみる？
GP・小児歯科の鑑別診断

Blandin-Nuhn 囊胞の特徴

　Blandin-Nuhn 囊胞は，舌尖部下面に位置し，粘膜面から角状（**図3b**）あるいは球形・半球形（**図3a**）に突出している．自潰を繰り返すうちに，ピーナッツ状（**図3c**），金平糖状（**図3d**）の不整形外観を呈することもある．境界明瞭で軟らかく，波動を触れるのが特徴である．灰白色や透明感のある紫青色を呈することが多く，ほとんどが無痛性の腫脹である．食事などの機械的刺激で容易に破損

し，粘稠で透明な内溶液を放出して消失するが，再発・消失を繰り返すことが多い．大きさは数〜10 mm 程度であり，他部位の粘液囊胞と比して小さい[1,5〜7]．これは，発生部位が機械的刺激の多い場所であることに起因している．粘液囊胞のなかでも，とくに若年者に多く，大半が未成年である[1,5〜7]．Blandin-Nuhn 腺の加齢にともなう減少や構造の変化が関連している．

Blandin-Nuhn 囊胞の鑑別診断

　上述の特徴より，Blandin-Nuhn 囊胞の診断は比較的容易であることが多いが，鑑別すべきものとして，**血管腫のような血管性病変**，**膿原性肉芽腫**，**乳頭腫**，**粘液産生腫瘍**などが挙げられる．血管腫の場合，圧迫により退色性を示したり，内容物が脱失することから，容易に鑑別できる．**縮小や消失した既往はなく，増大し続けている，波動を触れない，などの特徴を有する場合は，腫瘍性病変が疑われる**．小唾液腺腫瘍のうち，悪性のものは

ほとんどが舌根部に発生しており，舌前方部での発生はまれであるが，本邦でも前舌腺由来の悪性腫瘍が数例報告されているので，注意が必要である．腫瘍性病変の可能性があり，鑑別が困難である場合は，組織診断を行う必要がある．

何をする？
GP・小児歯科での対応

Blandin-Nuhn囊胞の診断がついたらどうするか

Blandin-Nuhn囊胞の診断がついたら，「**下顎前歯部のう蝕による歯の鋭縁が舌に接触している**」「**舌尖をかむなどの弄舌癖がある**」など，Blandin-Nuhn囊胞の発生原因・誘因となっているものがないかを確認する．外傷，習慣性咬傷，歯列不正，歯の鋭縁，不良補綴物，異物などが発生原因として挙げられるので，Blandin-Nuhn囊胞の治療を開始するにあたり，発生原因の除去を行う．原因に応じて，う蝕治療，補綴治療，矯正治療，習癖に対する指導などを行う．

口腔外科での対応・テクニック

Blandin-Nuhn囊胞の治療法

Blandin-Nuhn囊胞の治療法としては，摘出術，凍結療法，CO_2レーザーによる焼灼，OK-432局所注入（93ページ参照）などがあるが，**基本は摘出術**である．再発することも稀ではなく，原因唾液腺も含めた囊胞の全摘出術がもっとも確実な治療法とされている[8]．

①囊胞摘出術

囊胞摘出術では，囊胞が自壊した状態では囊胞と周囲組織の境界が不明瞭になるため，摘出術は囊胞が膨隆した状態のときに行う．

局所麻酔をした後に，粘膜の切開から始める．囊胞の直上粘膜は薄くなっており，粘膜のみを切開するのは困難であるため，基部に切開を加える．小さいものの場合は，囊胞壁の周囲軟組織に沿って紡錘形に切開を加え，比較的大きいものに関しては，膨隆した粘膜の基部に沿って半月状に切開を加える．

小さいものの場合は，被覆粘膜と囊胞を一塊にして摘出するが，比較的大きいものの場合は，モスキート鉗子で囊胞壁と周囲結合織を剥離して摘出する．囊胞壁は薄く壊れやすいが，囊胞壁が破れて内容液が流出すると全摘出が困難になるので，剥離には注意を要する．

囊胞摘出後，術野に認められる小唾液腺を除去し，切開創を縫合する．原因唾液腺の取り残しや，不完全な囊胞摘出は再発の原因となるので，閉創前に十分に確認する．隣在する唾液腺の侵襲も再発の原因となるため，全工程において低侵襲な操作を心がける．

予後

Blandin-Nuhn囊胞摘出後の**再発率は20～57％と高く**，他の粘液囊胞と比べても高い[6,9]．再発率が高い原因として，前舌腺の腺体が下縦舌筋の筋束の間に位置するため，摘出時に囊胞に直接関連している導管や唾液腺組織を確認・処理しづらいことが挙げられる．また，術後も器械的刺激を受けやすい部位であることも，再発の一因であると考えられる．

参考文献

1. Joshi SR. Mucocele of the glands of Blandin-Nuhn in children: A clinical, histopathologic, and retrospective study. N Am J Med Sci 2012；4(9)：379-383.
2. 上条雍彦．口腔解剖学5．東京：アナトーム社，1965．
3. 中山明仁．ヒト舌の組織学的基礎研究（加齢変化を中心に）．日耳鼻 1991；94；541-555．
4. 沢井奈津子．線毛円柱上皮に裏装された停滞型粘液囊胞の1例．日口内誌 2016；22：95-99．
5. 黒豆照雄．口腔粘液囊胞の臨床病理学的研究．日口外誌1983；29：393-403．
6. 杉本綾．当科における過去11年間のBlandin-Nuhn囊胞の臨床的観察．愛院大歯誌 1997；35：281-283．
7. 藤本和久．当科における最近11年間の唾液腺粘液囊胞に関する臨床統計的検討．日口外誌 1990；36：2258-2265．
8. 上山吉哉．軟組織の囊胞．In：白砂兼光，古郷幹彦・編．口腔外科学，第3版．東京：医歯薬出版，2010：311-325．
9. 重松久夫．粘液囊胞の臨床病理学的検討．口科誌 1996；45：258-262．

CHAPTER 2　口のなかの粘膜の異常・病変

8 萌出性嚢胞

八幡祥子(北海道医療大学歯学部口腔構造・機能発育学系小児歯科学分野)

原因

　歯の萌出時，歯冠周囲に組織液や出血による血液が貯留し，萌出性の嚢胞を形成する．こうしてできた萌出性嚢胞は，**機械的刺激(対合歯，硬い食品，おしゃぶりなど)が原因**と考えられているが，先天的に発生するとの報告もある．

何をみる？
GP・小児歯科の鑑別診断

　「歯ぐきが腫れている」と保護者が心配して来院することや，乳幼児歯科健診で「歯ぐきが黒く腫れている．大丈夫か？」と聞かれることがあるかもしれない．そのような際はまず，腫れている場所を確認する．**萌出途中の歯冠を覆う波動性の膨隆**が認められれば，萌出性嚢胞である．一般的に痛みはない．内容液は半透明なため，外観は歯肉色を呈する．嚢胞腔内に血液が含まれる場合は紫色，暗紫色，濃青色を示し，**萌出性血腫**という．頻度は比較的まれで，乳歯，とくに第一乳臼歯部に多く生じ，永久歯によるものは少ないとされている．また，上顎より下顎に多いといわれている．

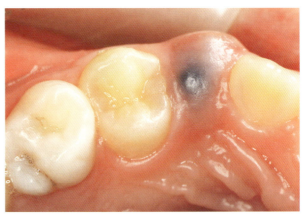

図1　萌出性嚢胞(萌出性血腫)．萌出途中の歯冠を覆う波動性の膨隆が認められる．血液が貯留し，暗紫色を呈している．＊野呂大輔先生(北海道医療大学歯学部小児歯科学分野)提供

何をする？
GP・小児歯科の対応

　萌出性嚢胞は，**歯の萌出にともない自然に消失する場合が多いので，とくに処置はせず，経過を診ていくが**，歯が萌出したら再度来院してもらい，確認する．その際，う蝕予防についても指導するといいだろう．「萌出性血腫」の場合も同様に経過を診ていく．反対側に比べて著しく萌出が遅延している場合や，咀嚼時の不快症状などがあれば，開窓することがある．また，まれに感染を起こす場合があるので注意し，「食事の際に痛がる」「膿が出ている」などの症状が出たら受診するよう指導しておくことが勧められる．

参考文献
1. 甘利英一，武田泰典．小児の口腔軟組織疾患：診断アトラス．東京：医学情報社，1995．
2. 久保山博子，他．上顎正中部乳歯過剰歯に起因した萌出性嚢胞．小児口外 2000；10(1)：22-28．
3. 緒方昌之，他．乳児の下顎歯槽堤粘膜に発症した萌出血腫および萌出嚢胞の1例．口科誌 1993；42(1)：148-152．
4. 新谷誠康，他・編．小児歯科学　ベーシックテキスト．京都：永末書店，2016．

9 エプーリス

金子忠良（日本大学歯学部口腔外科学講座）

　「エプーリス」(epulis)とは，**歯肉部に生じた「良性の限局性腫瘤」**の総括的な臨床名である[1]．エプーリスは，歯肉，歯根膜，歯槽骨骨膜などの間葉系組織から発生し，炎症性あるいは局所刺激による反応性の増殖物で，真の腫瘍ではなく，腫瘍類似疾患として扱われることが多い[1,2]．組織学的分類としては，「石川らの分類」が広く使われており，肉芽腫性，線維性，血管腫性，骨形成性，線維腫性，巨細胞性，先天性，に分類される[1]．小児での発生頻度は成人と同様に線維性がもっとも多く，新生児の先天性エプーリスは稀である[3]．

原因（誘因）

　エプーリスの誘因としては，吸指癖，おしゃぶりの常用，矯正装置，う蝕，不適合補綴物や歯列不正などの機械的・物理的な慢性刺激が挙げられる[3,5〜7]．先天性エプーリスは胎児が子宮内での吸綴行動の際における機械的刺激が誘因とされている[8]．エプーリスは20〜50歳代に多く，10歳前後の小児には少ない[1]．これは，小児期では機械的慢性刺激を受ける頻度が低いためとされている[3,4]．

何をみる？
GP・小児歯科の鑑別診断

　好発部位は上顎前歯部での発生頻度が高く，唇側に多くみられる[3,5,6]．基部は有茎性が多いが，広基性が多いという報告もある[6]．発育は緩慢で，10 mm以内のものが多く，表面は平滑，弾性硬，正常歯肉色や白色調を呈することが多い[3,6]．大きさが増大すると，歯の傾斜や挺出，離開または動揺などを生じる．発現部位により発音や咀嚼障害を引き起こす．また，対合歯による咬傷で表面に潰瘍を形成する場合もあるが，肉芽腫様所見を示すエプーリスでは生検を考慮する．さらに，歯肉腫脹を呈する歯肉炎，歯周炎，歯肉増殖症，乳頭腫，線維腫などとの鑑別が必要である．

何をする？
GP・小児歯科の対応

　まず，誘因となる炎症や機械的慢性刺激を取り除く．摂食障害などの機能障害や増大傾向がある場合には，早期の治療が必要となる[9]．**先天性エプーリスは自然治癒をすることもあるため，経過観察**を行う．なお，**増大傾向のみられるものや自然治癒の可能性が低い場合は，切除**(後述)**を行う**[10]．先天歯の自然脱落や抜去後にエプーリスが発症する場合もあるので，定期的な経過観察が必要である[8]．

口腔外科の対応・テクニック

　外科的に切除することが多い(**図1**)．発生母地の歯は，エックス線的に歯槽骨や歯根膜に変化がみられないときには，歯の保存が可能である(**図2, 3**)[3]．骨膜を含めず切除した場合は再発が多い傾向にあり，**骨膜を含めた切除が再発防止に繋がる**[3]．摘出物の病理検査は確定診断を得るため必須である[6]．

CHAPTER 2　口のなかの粘膜の異常・病変

歯を含めて切除する場合

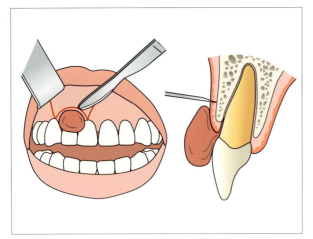

図1a　エプーリスに連続した健常歯肉の約2〜3 mm 健常側に，メスで歯槽骨に達する切開を行う．つぎに，近遠心に45°の末広がりの縦切開を加える．

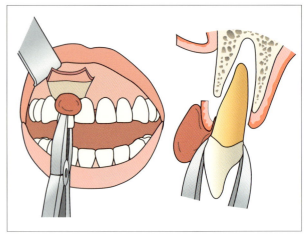

図1b　粘膜骨膜弁を剝離，翻転後，エプーリスを周囲組織（歯槽骨や隣在歯）から剝離する．つぎに，原因歯をエプーリスともに抜去する．

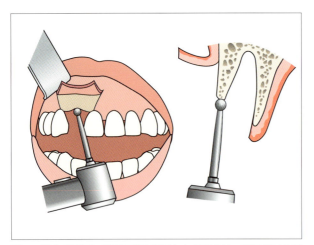

図1c　残存歯槽骨に病変の残存が疑われる場合は，破骨鉗子や骨バーで除去する．

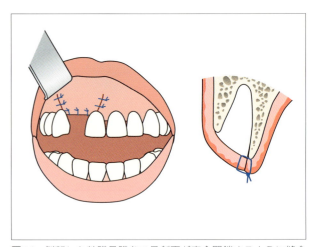

図1d　剝離した粘膜骨膜弁で骨創面が完全閉鎖するように縫合する．必要に応じて減張切開を加える．

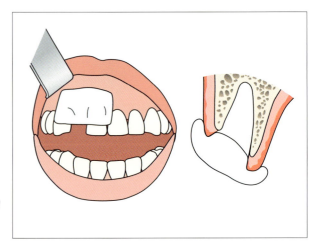

図1e　粘膜骨膜弁の移動が困難な場合は，露出した骨創面にサージカルパックを貼付・被覆する．
＊参考文献11より引用・改変

歯を保存する場合

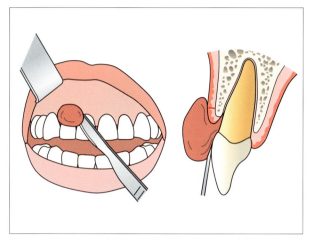

図2a エプーリスと連続する健常歯肉の約3mm健常側に,メスで歯槽骨に達する切開を行う.

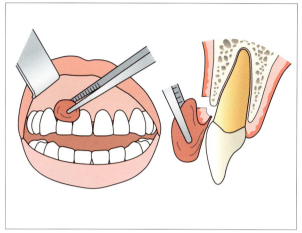

図2b 原因歯に付着している部分を切離してエプーリスを切除する.

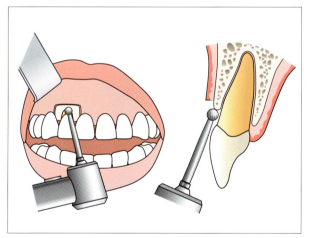

図2c 病変の残存が疑われる歯槽骨と,原因歯の歯周靱帯や歯根膜を,ラウンドバーで除去する.

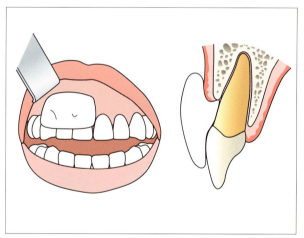

図2d 露出した骨創面にサージカルパックを貼付・被覆する.
＊参考文献11より引用・改変

予後

小児でのエプーリスの予後

エプーリスの再発は10〜20％程度との報告がみられる[13]. 再発の原因としては,骨膜の残存などの外科的治療要因のほかに,炎症や機械的慢性刺激の要因も否定できないため,ブラッシング方法や口腔清掃状態などを継続的に確認していく必要がある[3].

CHAPTER 2　口のなかの粘膜の異常・病変

線維性エプーリス

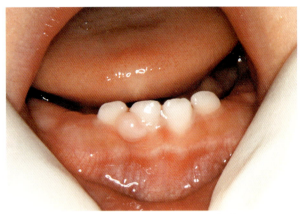

図3a　初診時口腔内写真．1歳3か月の女児．BA｜間の唇側歯肉乳頭部に有茎性の腫瘤を認める．性状は弾性軟，表面滑沢で，口内法エックス線写真では当該歯や歯槽骨に異常所見は認められなかった．

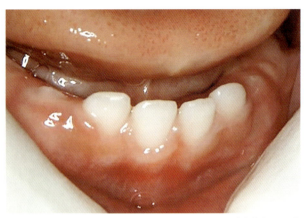

図3b　切除後1か月の口腔内写真．局所麻酔下で腫瘤茎部より約3mm離れた健常歯肉を切開し，骨膜を含めて腫瘤を切除した．再発は認められない．

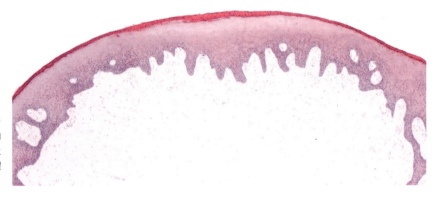

図3c　切除した線維性エプーリスのヘマトキシリン・エオジン染色写真（弱拡大像）．錯角化をともなった重層扁平上皮に被覆された上皮下には線維芽細胞と錯綜するコラーゲン線維の増生が認められる．

参考文献

1. 石川梧朗．口腔病理学Ⅱ．京都：永末書店，1984：229-240.
2. 古田絢也，野上晋之介，矢田直美，松尾拡，石川文隆，山内健介，金氏毅，吉賀大午，山下善弘，高橋哲．当科におけるエプーリス症例，特に骨セメント質形成性エプーリスの病理組織学的検討．九州歯会誌 2013；67：49-56.
3. 佐美美樹，佐藤孝幸，天笠光雄．小児エプーリスの臨床的検討．小児口腔外科 2000；10：73-76.
4. 辻野啓一郎，望月清志，大多和由美，薬師寺仁，井上孝．乳歯に由来した線維性骨形成性エプーリスの2例．小児歯科学雑誌 2002；40：198-203.
5. 河津裕子，寺内和希子，木舩崇，髙森一乗，白川哲夫．同一乳歯の異所歯面に発生した線維性エプーリスの1例．小児歯科学雑誌 2016；54：513-517.
6. 富沢美恵子，野田忠，鈴木誠．小児の口腔線維性病変．小児歯科学雑誌 2000；38：218-224.
7. 金子忠良．エプーリス　開業医が診る口腔粘膜疾患．デンタルダイヤモンド 2010；508：60-61.
8. 波多野宏美，三宅真帆，松崎佑樹，星山紘子，萩原栄和，内川喜盛．先天歯に関連したエプーリスの3例．小児歯科学雑誌 2013；51：36-42.
9. 工藤綾子．小児のちょっとした変化に気付こう：第2回　エプーリス．日本歯科評論 2017；77：148-149.
10. 西川聡美，原田桂子，篠永ゆかり，尾寺理恵，有田憲司．自然消失した先天性エプーリスの1例．小児歯科雑誌 2007；45：97-102.
11. 大谷隆俊，園山昇，高橋庄二郎・編．図説 口腔外科手術学〈中巻〉．東京：医歯薬出版，1988：472-477.

10 ヘルペス性歯肉口内炎

内山公男（歯科中橋，大阪大学先導的学際研究機構）

ヘルペス性歯肉口内炎は，乳幼児がヘルペスウイルスに初めて感染したときに発症する．口唇やとくに前歯部歯肉にかなり強い症状が出る（**図1～4**）．**1～3歳の乳幼児に急に39℃近くの高熱が出て，せきや鼻水などかぜの症状がないとき**，そして**通常ではない口内炎**と思ったら，本症を考える必要がある．

原因

単純ヘルペスウイルス（HSV）I型に初めて乳幼児が感染したときに発病する．潜伏期は2～7日である．単純ヘルペス（I型）は大人ではほぼ全員が保有するウイルスだが，小さいときに感染すると，ヘルペス性歯肉口内炎を起こす．

感染経路

家族（とくに母親）や保育施設などで，ヘルペスウイルスをもつ人との接触で起こる．唾液などを介しての接触感染，飛沫感染である．

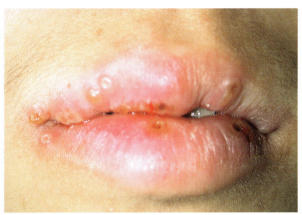

図1 口唇に見られる水泡．

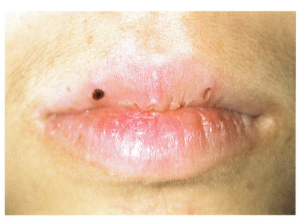

図2 口唇や舌にできたヘルペス性歯肉口内炎については，症状が軽快した後もしばらくは黒い痂蓋（かさぶた）が残る．

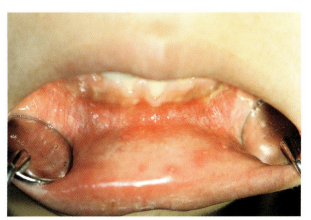

図3 前歯歯肉の発赤と下唇に出現した多数の水泡様口内炎．

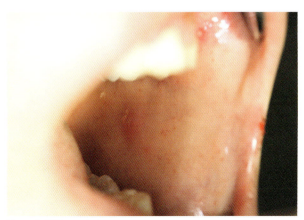

図4 頬粘膜の口内炎．

CHAPTER 2　口のなかの粘膜の異常・病変

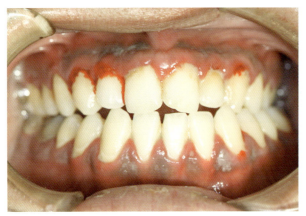

図5　全顎的に歯肉の発赤・腫脹が見られ，一部には歯肉出血も認める．

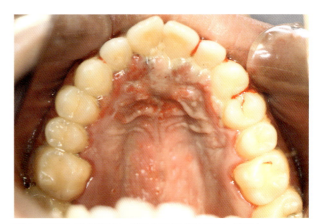

図6　口蓋は水泡が潰れ，びらんを形成することが多い．

好発年齢

　主に母親からの移行抗体がなくなる，生後6か月から3歳までの乳幼児にみられるが，10代後半にこの病気にかかる者もいる．

何をみる？
GP・小児歯科の鑑別診断

症状とその対応

　この病気の特徴として，発熱後2〜3日目，熱が下がってくると同時に，口唇や舌に口内炎が多数出現し，歯肉が腫れてくる．**顎下リンパ節の腫脹と圧痛，そして，とくに辺縁歯肉を中心とした発赤がある場合（図5）には，ヘルペス性歯肉口内炎を疑ってほしい**．発熱とリンパ節の圧痛で小児科を，歯肉の疼痛と発赤で歯科を転々とする方もみられる．痛みは5〜7日，症状全体は7〜14日続き，治癒する．

　発熱などの既往と視診により，容易に診断はつくが，本来はウイルスの同定，抗体価の上昇などにより確定診断をする．**たまに，手足口病，帯状疱疹の前駆症状，ヘルパンギーナのことがある**ので，小児科や病院・歯科口腔外科に対診しよう．

何をする？
GP・小児歯科の対応

家庭での注意・指導

　食器などやタオルは別にさせる．患児に触れたときはよく手洗いをすることを指示する．痛みが強く，食べないことが多いので，できるだけ刺激の少ないものを中心に，水分もしっかり取るように指示する．少量を頻回に与えるのも1つの方法である．

　食後はぬるめのお湯や刺激の少ない含嗽剤などでうがいをし，口腔内を清潔にすることはとくに重要なので，忘れずに指導する．

　体から完全にウイルスは排除されないが，初期の高熱，口内炎がつよい時期はウイルスの排出が多く，隔離が必要になる．口腔症状からの判断では，口内炎がよくなるまでは休むほうがいいのだが，解熱すれば登園は可能などの明確な判断基準はない．

治療

　単純ヘルペスウイルスを抑える抗ウイルス薬を投与する．その他，鎮痛剤や口内炎のためのビタミン剤も使われている．

　抗ウイルス薬としては，原因となる単純ヘルペスウイルスⅠ型に対して効果があるものを選択して治療が行われる．具体的には，アクシロビル「ゾビラックス®」（グラクソ・スミスクライン）やビタラビン「アラセナ®」（持田

製薬）などの服薬または軟膏塗布をすることにより，軽快に向かう．薬を服用すれば口唇や歯肉の発赤・腫脹は，発症初期段階ならば早くて数日で回復していく．

しかし，水疱が潰れる前のものにはよく効くが，病状が進んでいったんびらんになってしまうと（**図6**），その部位の痛みや消炎に関しては，さほどの効果は期待できない．びらんが拡大して経口摂取困難で薬の内服も難しい場合には，脱水症状を防ぐための目的も含め，1週間程度の点滴治療をする場合もある．

痛みに関しては，アセトアミノフェンを使用する．一般的なウイルス感染対策と同様に，「ロキソニン®」「ボルタレン®」などの非ステロイド系の消炎鎮痛剤は，感染を拡大する傾向があるので使用しない．同様の理由で，「ケナログ®」や「アフタゾロン®」などのステロイド系軟膏も使用しない．口内炎ということで，歯科受診時にすでにステロイド入り軟膏を処方あるいは市販薬を購入されているケースもあるので，チェックが必要である．

ヘルペス性歯肉口内炎は，とくに治療をしなくても1週間〜10日程度で自然に症状が改善されていく場合もある．しかし，その間でも口内炎が多発して強い痛みをともない，その影響によって水分を十分に摂取できなくなる．高熱と相まって脱水症状を起こしてしまう可能性もある．治療当初から小児科に対診することをお薦めする．

予後

再発・再燃

ウイルス自体は根絶することはないので，風邪や過労などの体力が落ちたときなどをきっかけに再度ウイルスの活動が活発になり，再発することがよくあることを説明しておく．

急性脳炎

けいれんや，意識障害などの症状があるときは，単純ヘルペスウイルスによる急性脳炎が疑われる．至急病院を受診させる．

HAEM

「HAEM」（herpes-associated erythema multiforme）とは，単純ヘルペス発症後の1〜2週間以内に，四肢を中心に標的状の浮腫性紅斑が出現するものである．

発症率は単純ヘルペス患者の1％で，HSV-1，HSV-2のいずれでも発症する．単純ヘルペス発症時にきちんと抗ウイルス剤を使用すれば，発症を予防することができる．

参考文献

1. 石川梧朗・監修．口腔病理学Ⅲ 改訂版．京都：永末書店，1982：128-130.
2. Shafer WG, Hine MK, et al. A text book of oral pathology. Ed4. Philadelphia; WB Saunders, 1983; 362-366.
3. 前田隆秀．小児科医が知っておきたい歯科・口腔のケアと対応．口腔周囲の疾患 注意すべき口腔軟部組織の病変．小児科診療 2011；74(7)：1111-1118.
4. 林誠一．ヘルペス性歯肉口内炎に対するアシクロビルの治療効果．日口外誌 1993；39(1)：41-46.
5. 渡辺大輔．粘膜びらんを診る．ヘルペス性歯肉口内炎．Derma 2014；219：49-55.

CHAPTER 2　口のなかの粘膜の異常・病変

11 リガフェーデ(Riga-Fede)病

式守道夫（北陸中央病院歯科口腔外科）
増本一真（浜松医科大学歯科口腔外科学講座）

リガフェーデ病とは、新生児または乳幼児の主に舌下部に、先天歯（出生時にすでに萌出している歯）あるいは早期萌出歯が刺激となって生じる潰瘍である．

リガフェーデ病の症状

リガフェーデ病とは、褥瘡性潰瘍の一種で、始めは潰瘍（図1）である．新生児または乳児（乳幼児）に生じる．

発症部位は舌の先（舌尖部）の下側、つまり舌下部で、先天歯あるいは早期萌出歯が刺激となって生じる潰瘍として認められる．これは下顎乳中切歯あるいは先天歯の位置が原因となることが多い．

刺激が長期となると、時に潰瘍部に肉芽組織の増殖をきたすことがあり、線維腫様に硬結を形成することもある（図2）．まれに上顎乳前歯部が原因で生じることもあるが、この場合には潰瘍は舌背に生じることになる．

離乳前の哺乳様式で、乳首を舌尖と口蓋で挟み込んで乳児嚥下を行うことが、リガフェーデ病に関連するとの指摘[1]がある．一方で、リガフェーデ病は、哺乳（吸啜）時に先天歯または早期萌出の下顎乳中切歯の切縁が舌下部粘膜あるいは舌小帯と擦れて傷つけることによって、生じる．原因となる歯には、過剰歯と乳歯がある．

先天歯、または萌出中の下顎乳中切歯の切縁が、刺激となる．先天歯は、出生時すでに萌出しているものを「出産歯」、新生児期つまり1か月以内に萌出する歯を「新生歯」とさらに区別することもある[2]．とくに萌出直後の乳前歯は、切縁が3つの山型の「切縁結節」とよばれる波型になっているので、より舌などを刺激しやすい形態である．ただ通常は、対合歯の萌出により波型の切縁が摩耗して平坦化することがしばしば見られる[3]．

何をみる？
GP・小児歯科の鑑別診断

母乳の飲み方が低下したり、体重増加が鈍化することに気がついたら、口腔内を観察し、舌などに異常が生じていないか観察する．舌下部に病変が生じるので、視診で確認する．舌下部に病変が確認されたら、口内診査で刺激の原因となる歯を検索する．

可能であれば、口腔写真を撮影して保存しておき、治療前後の比較や、他院への紹介に活用する．経過観察中は、診断後も他の病変がないか、つねに観察を続ける．

鑑別すべき点としては、**舌腫瘍の可能性もあるので、**

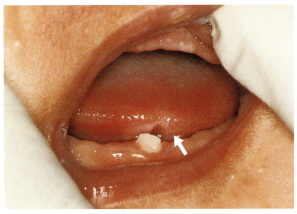

図1 生後2か月児の舌尖部に潰瘍を認め、下顎前歯の萌出を認める．＊写真提供・田中光郎先生

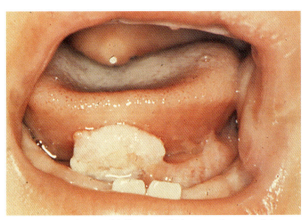

図2 舌下面に生じた腫瘤様にやや増殖したリガフェーデ病．

触診時に硬結(しこり)に注意する.

　小児の口腔内腫瘍の約90％は良性で，また約40％は新生児・乳児期に発症すると指摘されていること[4]を念頭におく．炎症が軽度で，腫瘍ではないので，硬結は触れない．しかし，生後2か月の乳児の舌に発生した良性腫瘍の報告もあり[5]，通常の良性腫瘤は硬結が触知できるので，病変部は触診するべきである．

　治療に反応しない場合は，腫瘍などの可能性もあるので，口腔外科あるいは歯科口腔外科に紹介する．

　リガフェーデ病の頻度について，生下時からみられる先天歯は，過剰歯あるいは早期萌出歯で，その発生頻度は，約0.1～0.18％[3]と稀で，いい換えると1,000人のうち，1～2人くらいの割合で認められることになる．したがって，頻度としてはさらに低いものと推察される[6,7]．先天歯の多くが，下顎の前歯(乳中切歯部)に1本～2本みられる．先天歯が下顎の場合は，舌の下面に潰瘍が形成される．先天歯がまれに上顎乳切歯部に生えることもあるが，この場合は病変が舌背に生じる．

その他の臨床的問題

　舌の裏側に歯があたって潰瘍(リガフェーデ病)を起こすので，母乳やミルクの摂取が妨げられる．

　哺乳の際に先天歯が母親の乳頭を傷つけ，授乳に支障をきたすことがあるので，先天歯を見たときは母親に説明する．

　先天歯では，根の形成状態によっては動揺があり，当該歯が自然脱落して，改善することもある．その際は，誤嚥に気をつける．

何をする？
GP・小児歯科の対応

　原因歯が健全歯であれば，まずその切縁を削除して，舌への刺激を可及的に減少させることにより，舌の潰瘍の治癒を待つ(**原因歯の切縁を削除**)．削除の程度は，手指で触れたときに明らかな鋭縁を触知しないことが目安である．

　刺激が減弱しない(治癒しない)場合には，原因歯の抜去を検討する．過剰歯が原因であれば抜去する(**過剰歯の抜去**)．

　近年では，原因歯の切縁にレジンを添付する方法も行われている[8,9]．

　原因を取り除くことで，褥瘡性潰瘍は自然と治癒する．
容易に治癒あるいは改善傾向を示さないときは，他の疾患の可能性もあるので，口腔外科あるいは歯科口腔外科に紹介する．

口腔外科の対応・テクニック

　舌の症状(舌下面かなどの位置，びらんか硬結をともなうのかなどの病変の性状)を，視診あるいは触診で確認する．
　視診および触診で上下顎前歯部の顎堤を診査する．
　以下，前述のGP・小児歯科と同様の対応をする．
　通常，原因歯の処置が行われると，数週間で改善する．

予後

再発は稀といわれている．

参考文献
1. 西口美由季, 藤原卓. 乳幼児健診Q&A. 歯科 歯ぐきのところに何かできているのであるが, 大丈夫であるか. 小児科診療 2012；75(11)：2041-2044.
2. Massler M, Savara BS. Natal and neonatal teeth. J Pediatr 1950; 36: 349-359.
3. 波多野宏美, 三宅真帆, 星山紘子, 荻原栄和. 先天歯に関連したエプーリスの3例. 小児歯科学雑誌 2013；51(1)：36-42.
4. 石田治男. 舌および口腔の腫瘍. 新外科学大系第30巻B 小児外科Ⅱ. 東京：中山書店, 1991：211-214.
5. 中林えみ, 島田亜紀, 阿部晃治, 武田憲昭. 生後2か月の乳児の舌に発生した良性線維性組織球腫症例. 小児耳鼻咽喉科 2016；37(2)：173.
6. 久芳陽一, 小笠原靖, 塚本末廣, 吉田穂, 沢熊正明, 北村勝也. 抜去された先天性歯相当部腫隆中に形成された硬組織の病理組織学的考察. 小児歯誌 1983；21：87-93.
7. 秋月弘道, 吉田広, 長谷川昌宏, 大澤毅明, 鈴木規子, 道健一, ほか. 先天歯を伴ったエプーリスの1例. 日口外誌 1985；31：52-56.
8. 富沢美惠子, 山田幸江, 登内喜美江, 渡辺ヒロ子, 野田忠. 切縁部レジン被覆によるRiga-Fede病の治療ならびに先天性歯7症例について. 小児歯科学雑誌 1989；27(1)：182-190.
9. 鈴木円, 齋藤貴一郎, 坂下英明. 先天歯切縁部のレジン被覆により治療したRiga-Fede病の1例. 小児口腔外科 2012；22(1)：76.

CHAPTER 2　口のなかの粘膜の異常・病変

12 萌出性歯肉炎

下山哲夫, 日野峻輔（埼玉医科大学総合医療センター歯科口腔外科）

　萌出性歯肉炎（eruption gingivitis）とは, 乳歯または永久歯の, 萌出または交換期にみられる, 萌出にともなう歯肉炎である. 歯肉の発赤, 掻痒, 流涎をみる. この時期は, **歯肉溝が深く, 辺縁歯肉に炎症をみて, 不潔性歯肉炎を併発**することが多い.

原因

　混合歯列期の前歯や, 萌出途中の大臼歯に生じやすい. 萌出性歯肉炎の発症は, 萌出という生理的過程そのもので生じると考えられている. 萌出途上歯の一部を被覆する**歯肉弁下のプラークや食物残渣**による機械的刺激が加わると, 症状はより強くなる.

何をみる？
GP・小児歯科の鑑別診断

　萌出途上歯の周囲歯肉の発赤, 掻痒, 圧痛をみる.

何をする？
GP・小児歯科の対応

　ブラッシング指導やクリーニング, 洗浄などを適宜行う. 症例が改善しない場合には, 萌出途上の歯を覆う歯肉を一部切除することがある. 細菌感染が疑われ, 症状が強いときは, 抗菌薬を投与する.

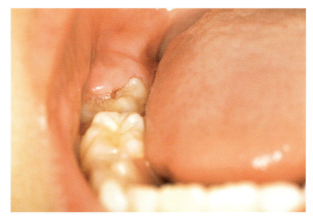

図1　7┘周囲歯肉に認める萌出性歯肉炎.

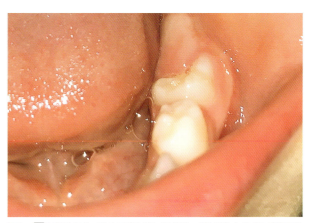

図2　└E周囲歯肉に認める萌出性歯肉炎. 萌出途上の歯冠周囲歯肉の発赤を認める.

予後

　一般的には, 歯の萌出が完了すると, 炎症はしだいに改善することが多い.

参考文献
1. 高木裕三, ほか・編. 小児歯科学 第4版. 東京：医歯薬出版, 2011：233.
2. 下岡正八, ほか・編. 改訂版 新小児歯科学. 東京：クインテッセンス出版, 2001：129.

13 地図状舌

下山哲夫，日野峻輔（埼玉医科大学総合医療センター歯科口腔外科）

　地図状舌（geographic tongue）とは，舌背から舌縁にかけて，不定型の円形，半円形の境界明瞭の斑紋を有し，地図状を呈する慢性舌炎である．日により位置と形態が変化することがある．

原因

　地図状舌の原因は不明であるが，ビタミンＢ欠乏，内分泌障害，精神的ストレスのほか，遺伝的要因も示唆されている．

何をみる？
GP・小児歯科の鑑別診断

　症状は，糸状乳頭の欠如（赤色）と滲出堆積物（乳白色）がみられ，それらが斑状となり，地図のように見える．「溝状舌」や真菌感染と併発することもある．皮膚科疾患の「乾癬」と臨床像・組織像に類似性があるため，乾癬の口腔内表現形とする考え方もある．

何をする？
GP・小児歯科の対応

　軽微な疼痛や味覚異常を認めることがあるが，**治療は，自覚症状がなければ必要ない．必要に応じて対症療法**を行うが，刺激痛のある場合，口腔内清掃を併用する．疼

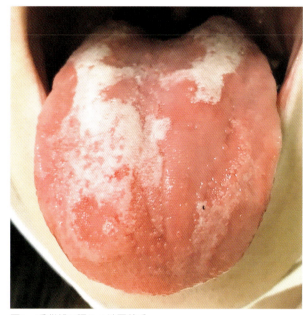

図1　舌背部に認める地図状舌．

痛が強い場合には，消炎鎮痛剤の投与，ステロイド軟膏やリドカインスプレーなどによる局所療法を行うことがある．

予後

　小児の場合，成長にともない自然に消失することが多い．しかし，「溝状舌」と合併している症例などでは慢性疼痛が持続することがあるため，注意が必要である．

参考文献
1. 道健一，ほか・編．改訂版　口腔顎顔面疾患カラーアトラス．京都：永末書店，2012：100．
2. 白砂兼光，ほか・編．口腔外科学　第3版．東京：医歯薬出版，2010：178．
3. Picciani BL, Souza TT, Santos Vde C, Dormingos TA, Carneiro S, Avelleira JC, Azulay DR, Pinto JM, Dias EP. Geographic tongue and fissured tongue in 348 patients with psoriasis: correlation with disease severity. Scientific World Journal 2015; 2015: 564326.

CHAPTER 2 口のなかの粘膜の異常・病変

14 唾石症

近津大地(東京医科大学医学部口腔外科学分野)

原因

病像

「唾石症」とは，唾液腺の導管内または唾体内に，結石(唾石)が形成される疾患である．通常，20〜40歳代に好発し(60〜70%を占める)，**小児に生じることは比較的まれ**である[1]．その頻度は10歳未満で0.7〜4.1%[2,3]，15歳未満で2.2%[4]と報告されている．小児に唾石症が生じにくい理由として，真泉ら[5]は，
①唾石が形成されて臨床症状が発現するまでには，ある程度の期間が必要であること
②小児期では唾液の流出速度が早く，唾石の形成に不利とみられ，仮に唾石が形成されたとしても，自然排出の可能性が高いこと
③安静時における唾液のカルシウムイオンとリンの濃度は年齢とともに増加し，成人のほうが結石を生じやすいこと
④小児の場合，唾液腺開口部がきわめて小さく，異物が侵入しにくいこと
の4点を挙げている．

形態と組成

唾石の形態は，腺体内では球形あるいは楕円形で，腺体外導管では導管形態に沿った細長い形をしている．色は灰黄白色あるいは褐色を呈しており，表面は粗造で顆粒状を呈している．個数は1個のものが多いが，複数個みられることもある．組織学的には1個から数個の核様物を中心とした層状構造がみられるといわれているが，小児の唾石は形成後に時間があまり経過していないことから，層板状の構造がみられないことが多い[6]．唾石の組成の主体は無機質で，リン酸カルシウム(74%)，炭酸カルシウム(11%)と酸化鉄，マグネシウム，アンモニア，カリウム，塩化ナトリウムなどが含まれている．

成因

唾石症の成因については不明な点が多いが，唾液のムコイドに異常が起こり，これにカルシウム塩が沈殿し，唾石が形成される，というHarrielら[7]の説が一般的には認められている．この原因となるものに，唾液の化学的性状の変化，唾液の停滞，異物，細菌感染(菌塊)，炎症により脱落した上皮，などが挙げられる．

好発部位として顎下腺が多い理由は，顎下腺管は外傷や刺激を受けやすいこと，排泄管が長く幅広いため，唾液が停滞しやすいこと，顎下腺唾液はアルカリ性でカルシウム塩やリン酸塩濃度が高く，ムチンを豊富に含んで粘性が高いこと，などが挙げられる．

何をみる？
GP・小児歯科の鑑別診断

症状

臨床的には無症状でエックス線検査によって偶然発見される場合もあるが，**特徴的な症状は，排泄管閉塞による食物摂取時の急激で強い疼痛(唾仙痛)と，唾液腺部の腫脹**である(**図1**)．通常，これらの疼痛と腫脹は一過性で，導管内や腺体内の圧の低下とともに消失する．また，導管閉塞により唾液分泌が低下し，口腔細菌が導管から感染した場合(化膿性唾液腺炎)には，唾液腺部や導管周囲組織の腫脹・発赤・疼痛や導管開口部からの排膿がみられる．

診断

唾石症の診断は，双手診による唾石の触知と，エックス線検査（パノラマエックス線，咬合法）で，位置と大きさを確認する（図2）．食事摂取時の腫脹や唾仙痛は排泄管閉塞を示す特徴的な症状なので，この症状があり，唾石が確認できない場合は，唾液腺ゾンデによる触診によって閉塞部位を確認する必要がある．それでも唾石が確認できない場合には，唾液腺造影や CT（図3），MRI（図4），シンチグラフィなどを組み合わせた画像診断が必要となる．

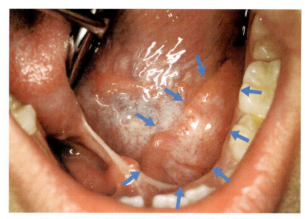

図1　7歳の男児．左側舌下部の腫脹（矢印部）を認める．舌下小丘からの唾液流出はみられるが，健側と比べて少量であった．

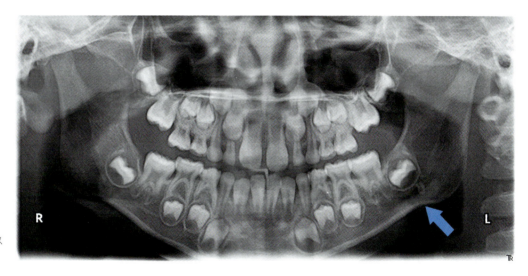

図2　パノラマエックス線写真と唾石（矢印）．

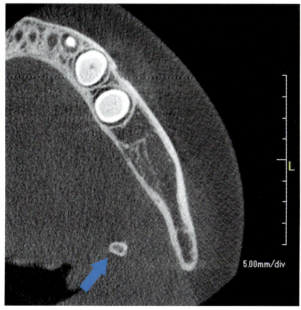

図3　単純 CT 写真と唾石（矢印）．

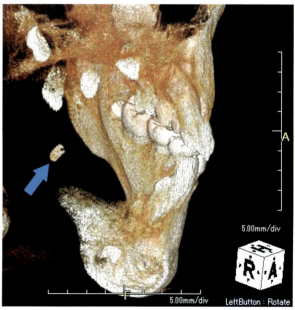

図4　3次元 CT 写真と唾石（矢印）．

CHAPTER 2　口のなかの粘膜の異常・病変

鑑別が必要な病変は？

　唾石症の症状は特徴的であり，これといって鑑別すべき疾患は少ない．唾石以外の原因で排泄管の狭窄をきたすものとして，慢性炎症による導管上皮乳頭状増殖，潰瘍，導管の外傷，腫瘍の浸潤などがある．また，エックス線所見で耳下腺部や顎下部に石灰化像を示すものとしては，結核によるリンパ節の石灰化や血管腫の静脈石などがある．

　小唾液腺の唾石では，粘膜下の孤立性・可動性の硬い腫瘤として触知される．肉眼的には腺腫など腫瘍との鑑別を要する．

何をする？
GP・小児歯科の対応

　唾液流出が障害されておらず，無症状である場合には，経過観察でよい．また，**大唾液腺排泄管開口部近くの小さい唾石は，唾液腺のマッサージによって自然排泄**することもある．しかし，**二次感染を併発した場合には，抗菌薬や消炎鎮痛薬の投与を行い，必要に応じて切開排膿処置**を行う．

口腔外科の対応・テクニック

唾石摘出術

　症状がある場合には，外科的に唾石摘出術を行う．好発部位である顎下腺の唾石摘出術によるアプローチの目安は，顎舌骨筋後端を境に，前方の唾石は口腔内から，後端を超えたものには口腔外から，顎下腺とともに摘出する．唾石が導管の開口部近傍にある場合には，開口部に切開を加えて摘出するが，開口部より後方にある場合には，導管直上の口腔粘膜に切開を加えた後，導管を剖出し，導管に切開を加えて摘出する．その際，舌神経や舌動静脈，周囲粘膜を損傷しないように注意する．

　摘出後は唾液腺を再度圧迫し，唾液の流出状態や他の唾石の存在の有無を確認する．切開部は縫合せず，ドレーンを留置する．

　口腔外からの摘出は，顎下腺摘出術に準ずるが，炎症を繰り返しているため，顎下腺が周囲組織と癒着していることが多く，舌神経や顔面神経の損傷を避けるため，顎下腺被膜を腺実質にできるだけ近い層で剥離する．また，顎下腺の排泄管を結紮する際には，排泄管を十分に顎下部に引き出して，唾石を触診で確認し，唾石を含めて結紮切断する．

予後

　自然排泄もしくは外科的に摘出されれば，小児期においてはほとんど再発することはない．

参考文献

1. 白砂兼光, 古郷幹彦, 他. 口腔外科学. 第3版. 東京：医歯薬出版, 2010：384-387.
2. 原利通, 福田健二, 他. 唾石症の臨床的統計および病理組織学的観察. 日口外誌 1979；25：1066-1072.
3. 長谷部大地, 櫻井健人, 他. 長野赤十字病院開設後27年3か月における唾石症の臨床的統計. 新潟歯会誌 2012；42：13-20.
4. Sigismund PE, Zent J, et al. Nearly 3000 salivary stones: some clinical and epidemiologic aspects. Laryngoscope 2015; 125: 1879-1882.
5. 真泉幸子, 小森康雄, 他. 幼児にみられた唾石症の2症例. 日口外誌 1980；26：1598-1602.
6. 小木曽瑛理, 渥美信子, 他. 治療通院中に発見された5歳児の唾石症の1例. 小児歯誌 2011；49：180-186.
7. Harriel JA, King JS Jr, et al. Structure and vomposition of salivary calculi. Laryngoscope 1959; 69: 481-492.

15 唾液腺腫瘍

川野真太郎，中村誠司（九州大学大学院歯学研究院口腔顎顔面病態学講座顎顔面腫瘍制御学分野）

原因

唾液腺腫瘍の発生には，さまざまな因子が関与していると考えられている．

生物学的因子としてよく知られているのは，Epstein-Barr ウイルスで，極地周辺で生活しているイヌイットに多く発生するリンパ上皮癌との関連が強く示唆されている．また，「多形腺腫」（もっとも発生頻度が高い唾液腺腫瘍）では，simian virus 40 シークエンスの存在が示されている[1]．

分子病理学的因子としては，8q12 の転座が「多形腺腫」で高頻度に認められ，そこに位置する遺伝子の1つである pleomorphic adenoma gene 1 (PLAG-1) の再構成と過剰発現が腫瘍形成に関与することが示唆されている[2]．

放射線との関連では，広島や長崎の被爆者は非被爆者と比べて唾液腺腫瘍，とくに Warthin 腫瘍や粘表皮癌の発生頻度が著明に高いことが報告されている[3]．

さらに，生活習慣との関連では，Warthin 腫瘍患者のほとんどが喫煙者であることから，唾液腺腫瘍と喫煙との関連が示唆されている．

何をみる？
GP・小児歯科の鑑別診断

唾液腺腫瘍の一般的な特徴として，
①比較的限局した腫瘤を形成する
②発育が緩慢であるため，経過が長期に及ぶ
③病理組織像が多彩である
④悪性腫瘍では，組織型や悪性度によって予後が異なる
⑤放射線や化学療法に対して抵抗性を示す
が挙げられる．とくに，唾液腺腫瘍の主症状は腫脹または腫瘤形成であるため，その臨床経過について詳細に問診を行う必要がある．経過がきわめて短く，発赤などの炎症所見をともなう場合は，炎症性疾患が疑われる．

一方，小児では極めてまれであるが，長期の経過をたどっていたものが急速に増大し，潰瘍形成をともなう場合は，「多形腺腫」が悪性転化した可能性があるため，注意を要する．**口蓋に生じた腫瘤で波動を触知する（液体**

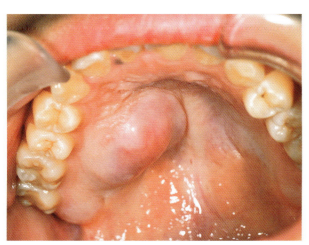

図1 口蓋の**多形腺腫**の症例（10代，女性）．

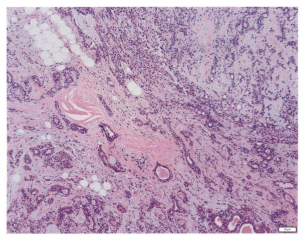

図2 多形腺腫の病理組織像．腫瘍細胞は二層構造を呈して増殖していた．

CHAPTER 2　口のなかの粘膜の異常・病変

を含んでいる柔らかい感触を得る)場合，**粘表皮癌**などは**囊胞形成をともなう可能性がある**ため，安易に膿瘍や粘液貯留囊胞などと診断するのは危険である．また，**舌下腺腫瘍のほとんどが悪性腫瘍**であることも知っておく必要がある．

　小児の唾液腺腫瘍の特徴としては，成人と比べて悪性腫瘍の割合が高く，そのうち粘表皮癌や腺房細胞癌などの低悪性度癌が過半数を占めることが知られている[4]．そのため，診断には悪性腫瘍も念頭に入れて慎重に診察を進めていく必要がある．大唾液腺の場合，多くの良性腫瘍は境界明瞭な類球形の腫瘤として触知されるのに対して，悪性腫瘍では腫瘤の境界は不明瞭で，粘膜や皮膚などの周囲組織と癒着していることが多い．小唾液腺由来の場合，良性腫瘍は半球形でドーム状を呈して粘膜表面は平滑であるが，悪性腫瘍は境界が不明瞭で，多くの場合は潰瘍形成や疼痛をともなう．

何をする？
GP・小児歯科の対応

　唾液腺腫瘍の診察は，左右の唾液腺を比較しながら視診と触診にて行う．その際，腫瘤の表面性状，硬さ，自発痛や圧痛の有無，周囲組織との癒着の有無などについて観察する．耳下腺腫瘍が疑われる場合は，顔面神経麻痺の有無についても診察する．これらの所見から**唾液腺腫瘍が疑われた場合は，口腔外科に速やかに紹介**する．

口腔外科の対応・テクニック

診断

　口腔外科では，CT，MRI，99mTc シンチグラフィー，超音波検査を行い，良・悪性を鑑別する．良・悪性の判断が困難な場合は病理診断が必要となるが，耳下腺または顎下腺腫瘍では開放生検ではなく，穿刺吸引細胞診や針生検により検体を採取する．その際，針が標的腫瘍内に的確に刺入されているかを超音波検査ガイド下で確認すると，より安全で確実である．口腔内に生じた小唾液腺腫瘍や舌下腺腫瘍の場合は，病変へのアプローチが比較的容易であるため，可能な限り部分切除生検により確定診断を行い，組織型を確認する．

手術

　唾液腺腫瘍に対する治療の第1選択は手術である．良性腫瘍の場合は，ある程度の正常組織をつけて腫瘍を切除する．

　一方，悪性腫瘍の場合は，組織型や悪性度に応じて，腫瘍周囲に十分な安全域を設けて切除することが原則となる．

予後

　一般に，唾液腺良性腫瘍の予後は良好である．しかし，「多形腺腫」では腫瘍被膜内に比較的高頻度に腫瘍細胞を認めるため，手術では被膜を確実に含める必要がある．

　一方，唾液腺悪性腫瘍では組織型や悪性度によって大きく予後が異なる．

　粘表皮癌では，全体の累積生存率は80～90％であるが，高悪性度のものでは40％以下の生存率である．

　腺様囊胞癌は，経過が長いものの，局所再発を繰り返し，肺・骨へ転移する．5年生存率は約50％であるが，15年生存率は約20％と長期的予後は極めて不良である．

参考文献

1. Martinelli M, Martini F, Rinaldi E, et al. Simian virus 40 sequences and expression of the viral large T antigen oncoprotein in human pleomorphic adenomas of parotid glands. Am J pathol 2002; 161: 1127-1133.
2. Voz ML, Astrom AK, Kas K, et al. The recurrent translocation t (5; 8) (p13; q12) in pleomorphic adenoma results in upregulation of PLAG1 gene expression under control of the LIFR promoter. Oncogene 1998; 16: 1409-1416.
3. Takeichi N, Hirose F, Yamamoto H, et al. Salivary gland tumors in atomic bomb survivors, Hiroshima, Japan, I. Epidemiologic observations. Cancer 1976; 38: 2462-2468.
4. 永田博史，武藤博之，花澤豊行，本杉英昭，沼田勉，今野昭義．小児唾液腺腫瘍の問題点とその対応．頭頸部外科 1999 ; 9(1): 33-39.

16 唾液腺炎（流行性耳下腺炎・ムンプス）

三宅 実（香川大学医学部歯科口腔外科学講座）

原因

小児の「唾液腺炎」は，ムンプスウイルス感染による「流行性耳下腺炎」（ムンプス）がもっとも広く知られている．「ウイルス感染」による唾液腺炎の他には，「細菌性」と「自己免疫性」がある．

流行性耳下腺炎（ムンプス）

流行性耳下腺炎とは，ムンプスウイルス（パラミクソウイルス科）の感染によって発生するウイルス性の感染症である．一般にはおたふく風邪として知られている．

細菌性唾液腺炎（化膿性唾液腺炎）

細菌性唾液腺炎とは，細菌の感染によって唾液腺が炎症を起こす病態である．原因として「唾石」（64ページ14参照）が唾液腺の導管内や腺体に形成され，唾液がスムーズに出なくなり（排唾障害），逆行性に細菌が入って炎症を生じる場合や，唾液管末端拡張症（反復性耳下腺炎）といわれる唾液腺の導管拡張による機能障害で，排唾障害が生じ，同様に細菌感染が生じる．

自己免疫性唾液腺炎

自己免疫性唾液腺炎としては，「シェーグレン症候群」が知られているが，小児では発生頻度は少ないと考えられる．しかし，最近の疫学調査では小児10万人あたり0.5～2.5以上の有病率が想定され，小児でも全身性エリテマトーデス（SLE）に次ぐ頻度であることが判明した[15]．

な感染症である．発生に季節性はなく，発症する年齢は1～6歳の幼児期で，4歳児前後がピークとされている．1～4歳までが全体の半数近くを占める．感染してから発症までの潜伏期間は，2週間前後である．感染力はかなり強く，接触，あるいは飛沫で伝搬する．しかし不顕性感染とよばれる発症しないケースが30～35％近くあるともいわれている．

確定診断は，**ウイルス抗体価**であり，EIA法（酵素免疫測定法）にて急性期にIgM抗体を検出するか，ペア血清でIgG抗体価の有意な上昇にて診断される．

一般に，ワクチン接種や一度野生株に自然感染すると，一生有効な免疫（終生免疫）を獲得するとされている．そのため，小児での発症が多くなる．しかし，抗体価の減少などによる再感染例も報告されている．

流行性耳下腺炎の症状

症状として顔面の疼痛が生じ，12～24時間以内に唾液腺（耳下腺）の腫脹が認められ，両側の耳下部が腫れる特徴的な所見である．腫脹と同時に症例によっては38～39度の熱発がある．腫れ自体は，2日目がもっともひどく，3～5日程度でゆっくり消退してくる．その間，食欲不振や倦怠感をともなうこともある．

経過としては1週間程度で軽快し，2週間以内に治癒する．ただ，耳下腺の腫脹は全体の60～70％とされ，顎下腺や舌下腺が腫れることもある．ほとんどの場合に大きな合併症がなく治癒するが，無菌性髄膜炎，脳炎，難聴（ムンプス難聴），また，思春期以降に感染した男性の約20％で精巣炎・副精巣炎が，女性では約7％に卵巣炎を合併する．

何をみる？
GP・小児歯科の鑑別診断

流行性耳下腺炎は，耳下腺の炎症による腫れが特徴的

CHAPTER 2　口のなかの粘膜の異常・病変

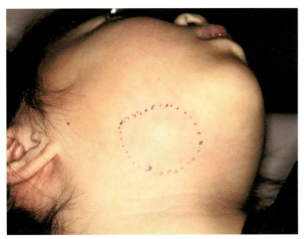

図1 右側顎下部の腫脹を認める．自発痛・圧痛があった．

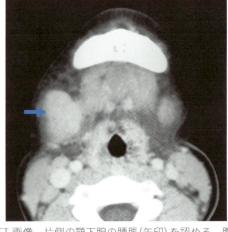

図2 CT画像．片側の顎下腺の腫脹（矢印）を認める．膿瘍形成などは認められない．唾石も確認できない．

何をする？
GP・小児歯科の対応

　根治的治療法は存在しない．熱発などの症状に対する対症療法が主になる．適切な温度のうがい薬，食べやすい食物の摂取，とくに発熱による脱水症状を軽減するため，水分の摂取を十分に行うことは大切である．ただ，酸味のある果実ジュースなどは，耳下腺の痛みを悪化させる場合がある．

　この流行性耳下腺炎は，罹患は子どもがほとんどで，両側の耳下腺が腫脹し，発熱を認め，典型的な症状を呈すること多いので，一般には小児科や内科を受診する機会がほとんどだろう．しかし，**顎下腺や舌下腺だけが片側性に腫脹したケースでは，小児歯科や口腔外科を受診する機会がある**（図1～3）．

予防

　日本ではMMR接種（麻疹〔Measles〕，流行性耳下腺炎〔Mumps〕，風疹〔Rubella〕が一緒になったワクチン：新3種混合ワクチン）が1988年から1993年は定期接種だったが，ムンプスウイルスワクチンに関連して無菌性髄膜炎が発症する事例が発生し，ムンプスワクチンが除かれた．

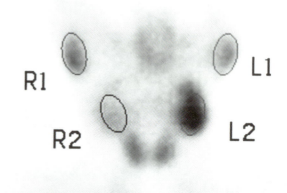

図3 唾液腺シンチグラフィー．右側顎下腺に集積を認める．

したがって現在は，任意接種として，ムンプスワクチンの単独接種が行われている．接種後の抗体価を測定した報告では，90％前後が有効なレベルの抗体を獲得するとされている．また，留意が必要なことは，ムンプスは感染症法5類感染症で，小児科定点医療機関では週単位で届出をする必要がある．また，学校保健安全法に定める第二種学校感染症疾患であり，耳下腺の腫脹が消失するまで患児を出席停止とすることとなっている．

予後

　小児の場合，予後としては良好で，1週間程度で軽快し，2週間以内で完治する．

参考文献
1. NIID 国立感染症研究所 Website：流行性耳下腺炎とは．https://www.niid.go.jp/niid/ja/kansennohanashi/529-mumps.html
2. 武井修．小児シェーグレン症候群SSの病態と臨床像　成人SSとの異同を中心に．日本臨床免疫学会会誌 2010；33：8-14.

17 外傷による軟組織損傷

濱田良樹（鶴見大学歯学部口腔顎顔面外科学講座）

原因

小児の外傷の原因としては，成人と同様に交通事故やスポーツ外傷などが挙げられるが，軟組織損傷に限ると圧倒的に転倒が多い．

何をみる？　何をする？
GP・小児歯科の鑑別診断と対応

小児の外傷では，受傷時の状況を本人から聴取し，的確に把握することが困難なことが多い（患児が乳幼児の場合には不可能）．そのため，受傷時から来院に至る間の状況変化を，両親らから詳細に聴取することが重要である．また，自覚症状を的確に表現できないことも多いため，損傷の範囲・程度を客観的に診査・診断し，自院での治療が可能か否かの判断をしなければならない．

具体的には，局所麻酔下での創傷部の洗浄・消毒や皮膚・粘膜の縫合処置であれば，GP・小児歯科での対応も可能と思われるが，**筋層に至る創傷や骨折の併発**が疑われる場合には，**口腔外科施設を紹介するべき**である．

なお，軽症に思えても，**軟口蓋や口蓋咽頭弓の刺創については，頭蓋底や咽頭隙に至っている可能性がある**ので，CTやMRIを擁する病院口腔外科に早急に搬送するべきである．また，屋外での受傷の場合には，念のために破傷風ワクチン接種の履歴を確認したうえで，受傷環境による感染リスクを勘案する必要がある．

口腔外科の対応・テクニック

処置に際しては，年齢的に全身麻酔の適応となることも多い．では，小児の代表的な軟組織損傷の実例を示しながら，具体的な対処法について概説する．

症例1　歯ブラシによる刺創（図1）

3歳の男児で，歯ブラシを咥えたまま転倒して受傷した．刺創が翼突下顎隙から側咽頭隙に至っている可能性があるため，CT検査を施行したところ，右側咽頭隙にエアーの混入がみられたが，残存異物や出血を示唆する所見はなかったので，局所麻酔下に口腔内の創部を縫合して処置を終了し，感染予防の目的で内服抗菌薬を3日間処方した．

このような**刺創が軟口蓋にある場合には，刺創が頭蓋底に至っている可能性がある**ので，CTやMRIによる画像検査は必須で，意識障害の有無を確認することも忘れてはならない．なお，本症例では局所麻酔での処置が可能であったが，落ち着いて処置ができない場合には，決して無理をせず全身麻酔の適用を検討するべきである．

症例2　転倒による挫傷と上唇の裂創（図2）

14歳の女子，屋外で段差につまずいて地面に転倒し，受傷した．上唇の裂創には細かい土が付着していたので，局所麻酔下にオキシドールと歯ブラシを用いて洗浄後に6-0ナイロン糸にて縫合した．右頰部と上唇の擦過傷は，洗浄・消毒後に創傷被覆・保護材「デュオアクティブ®」（コンバテック）を貼付した．その結果，ほとんど傷跡を残すことなく治癒した．

汚染された裂創では，創面に異物の残留がないように，ていねいに洗浄し，壊死組織や汚染の著しい組織はデブリードマンを行い，清潔で新鮮な創面を形成したうえで，縫合することが肝要である．創面の異物残留は，術後感染や**外傷性刺青**（図2g）を招くことになるので，注意が必

CHAPTER 2　口のなかの粘膜の異常・病変

症例1

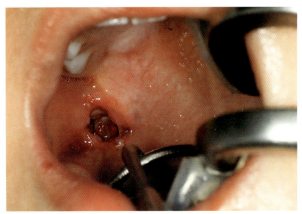

図1a　初診時の口腔内写真．右口蓋咽頭弓に直径10 mm大の刺創を認める．

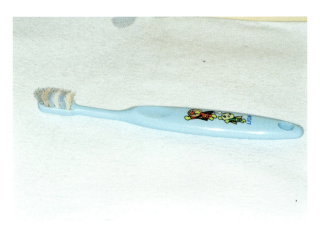

図1b　咥えていた歯ブラシ．

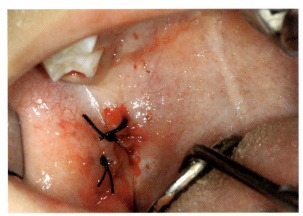

図1c　創部の粘膜を縫合したところ．

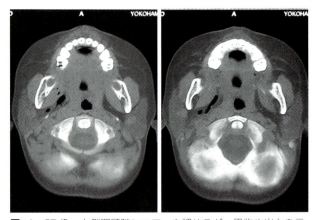

図1d　CT像．右側咽頭隙にエアーを認めるが，異物や出血を示唆する所見は認められない．
＊今村栄作先生（横浜総合病院歯科・口腔外科）から提供

要である．一方，創面に皮下組織を視認できない擦過傷は，洗浄・消毒後の創面を「デュオアクティブ®」などの創傷被覆・保護材の貼付や，抗菌薬入り軟膏薬を塗布することで，ほぼ元通りに治癒する．

17 外傷による軟組織損傷

症例2

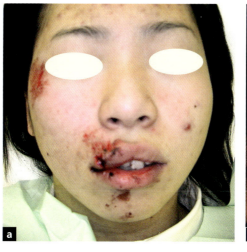
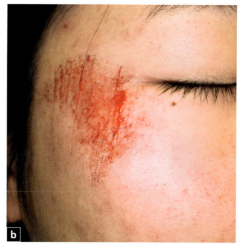

図2a 初診時の顔貌写真．右上唇の裂創・擦過傷と，右頬部の擦過傷を認める．
図2b 洗浄・消毒後の右頬部の擦過傷．

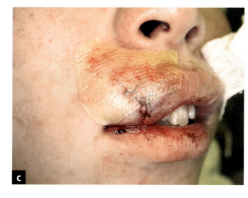
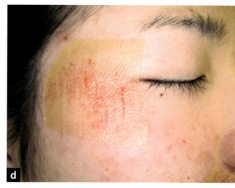

図2c 右上唇の裂創を縫合し，擦過傷に「デュオアクティブ®」を貼付したところ．
図2d 右頬部の擦過傷に「デュオアクティブ®」を貼付したところ．

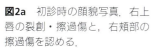
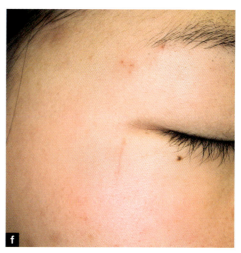

図2e，f 右上唇と頬部の創傷がほぼ元通りに治癒したところ．

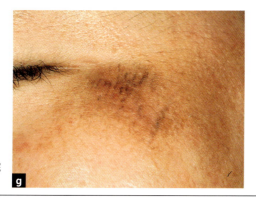

図2g 外傷性刺青（タトゥー）．
＊今村栄作先生（横浜総合病院歯科・口腔外科）から提供

CHAPTER 2　口のなかの粘膜の異常・病変

症例3　転倒（縁石での受傷）による左上唇・歯肉の裂創（図3）

　4歳の男児で，屋外で転倒し，左上唇を縁石に強打して受傷した．左上顎前歯部歯肉を含む上唇の全層に及ぶ裂創で，局所麻酔下に創面を洗浄・観察し，5-0吸収性糸で口輪筋の筋層縫合（3針），ならびに皮膚側の真皮縫合を行った後に，6-0ナイロン糸にて皮膚と赤唇部の表皮・粘膜縫合を行った．続いて，4-0絹糸にて歯肉を含む口腔粘膜を縫合した．

　筋層に至る裂創の場合には，術後の機能障害を回避するために，損傷を受けた筋の走行を勘案し，丁寧に筋層縫合を行う必要がある．なお，本症例のような裂創では，基本的に口腔粘膜側の縫合処置のほうが，創面のズレに対して寛容であることから，より審美性が求められる皮膚側の縫合を優先するべきである．術後の肥厚性瘢痕の予防のために，抜糸後も1か月程度の開口制限やテーピングを行ったほうがよい．的確な筋層ならびに真皮縫合と創部のドレッシングを行わないと，**図3d**のように瘢痕形成を継発してしまうことがある．とくにケロイド体質の場合には，そのリスクが高くなる．

症例3

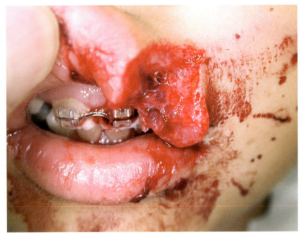

図3a　初診時の口腔内写真．左上唇の前層におよぶ裂創を認める．

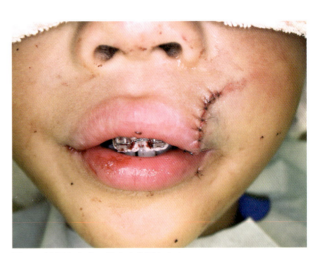

図3b　筋層と皮膚の縫合を終了したところ．

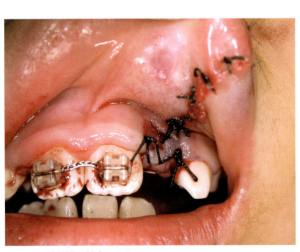

図3c　口腔粘膜を縫合したところ．

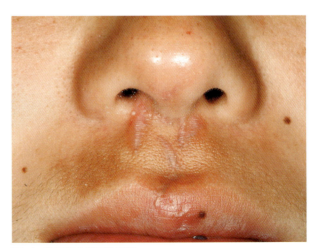

図3d　外傷後の肥厚性瘢痕．
＊今村栄作先生（横浜総合病院歯科・口腔外科）から提供

17 外傷による軟組織損傷

症例4

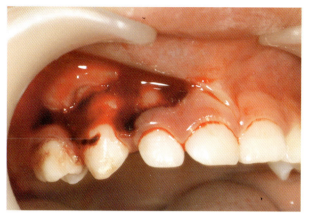

図4a 初診時の口腔内写真．歯槽骨の露出をともなう歯肉裂創を認める．

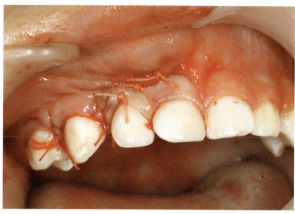

図4b 歯肉弁を復位し，縫合したところ．
＊今村栄作先生（横浜総合病院歯科・口腔外科）から提供

症例4 右上顎歯肉の挫創（図4）

1歳11か月男児で，玩具を咥えて室内で転倒して受傷した．受傷後間もなく出血は止まったが，創部に歯槽骨が露出していたため両親に連れられて受診した．体動は激しかったが，両親に抑制具使用の承諾を得た後に，局所麻酔下に創部を洗浄し，剥離された歯肉弁を復位し，4-0吸収性糸にて縫合した．同時に歯の動揺や歯槽骨骨折の確認を行った．1週間後に抜糸し，良好に経過した．

CHAPTER 2　口のなかの粘膜の異常・病変

18 咬傷

奥村一彦（北海道医療大学歯学部生体機能・病態学系組織再建口腔外科学分野）

原因

小児の口腔外傷

　小児の口腔外傷で頻度がもっとも多いのは軟組織外傷である[1]．そのなかでも咬傷は，**転倒や転落で発症（下唇や舌）**するものと，歯科治療時に用いた**局所麻酔薬による合併症としてみられる「誤咬」（頬粘膜や下唇粘膜）**によるものがある（**図1，2**）．咬傷を含めた小児の口腔軟組織外傷は，受傷時年齢でみると1歳児がもっとも多く，6歳未満の外傷が小児の60〜80％を占めている[2]．

何をみる？
GP・小児歯科の鑑別診断

受傷状況を確認することが大切

　まず，受傷当日か否かにかかわらず，意識消失の有無は確認する必要がある．乳幼児では，転倒や転落でその直後から，一過性の嘔吐の出現や，時には意識消失がみられることもあるので，意識消失の有無は必ず確認する必要がある．

・受診日からどのくらい前に受傷したか（感染の有無を推測できる）
・受傷場所（屋外か屋内かで汚染創の有無を見分ける）
・受傷部位（直接的な外力により歯・歯槽骨・顎骨へ損傷したか，歯により間接的に軟組織が損傷したかを推測できる）
・出血の有無（処置で縫合するか否かの判断）

を確認し，さらに，**頭部や顎顔面への外傷が疑われる場合**，また，**歯ブラシや箸，玩具で口腔軟組織を刺傷している場合**（**図3〜6**）は，異物が迷入していることがあるため，**病院歯科口腔外科へ紹介したほうが安心**である[3]．

何をする？
GP・小児歯科の対応

軟組織外傷であっても，隣接する歯の状況を確認することが必要

　歯科治療の際に行った局所麻酔の後の感覚異常によって誤咬したもの以外で，転倒や転落で生じた咬傷では，外力が加わることで，歯を介して軟組織損傷が起きることから，歯や歯槽骨，顎骨の損傷の有無を確認する必要がある．このため，エックス線撮影によって損傷の有無を確認する．歯や歯槽骨の損傷がみられる場合は，これ

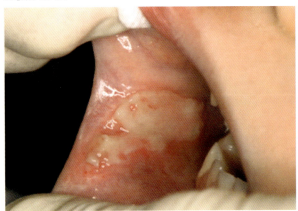

図1　4歳の男児．E|の生活歯髄切断後の咬傷で，受傷後2日目．

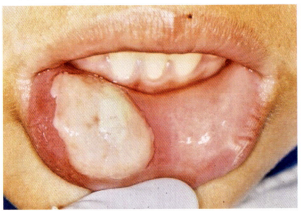

図2　5歳の男児．|D の生活歯髄切断後の咬傷で，受傷後3日目．

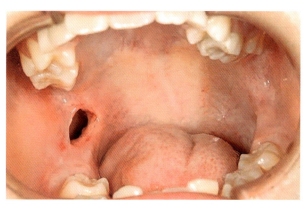

図3 受傷当日の7歳の女児．冷蔵庫の扉に歯ブラシが当たって翼突下顎隙に受傷．

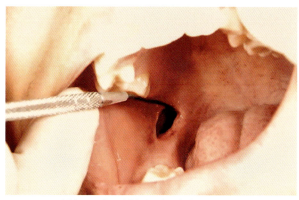

図4 図3の症例で，ゾンデ(消息子)を創部に挿入して深さを確認する．

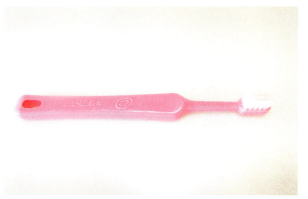

図5 翼突下顎隙に刺傷した歯ブラシ．

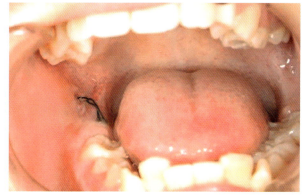

図6 創部の生食洗浄を行い，一糸縫合した．

らの整復・固定が同時に必要となる．局所麻酔薬によるものを含み，咬傷による軟組織外傷部位に**出血がない場合は，縫合せずにそのまま経過観察としてよい**．なぜなら口腔粘膜は，ムチンを含む唾液に被覆されているため，創面が乾燥せず，痛みもなく，良好な治癒が期待できるからである．

口腔外科の対応・テクニック

小児の軟組織損傷は，乳歯・永久歯の受傷と同時に生じているものが約67％にみられるため，歯や歯槽骨のみならず顎骨に損傷が認められる場合は，これらの整復・固定が同時に必要となる[4]．また，軟組織損傷単独(舌や上唇小帯)や，局所麻酔薬による**誤咬(頬粘膜や下唇粘膜)としての咬傷では，出血がなければ，生理食塩水で局所洗浄**を行い，縫合せず経過観察としてよい．しかし，受傷場所が屋外で，創部が汚染され，局所洗浄を行っても挫滅組織や異物が除去できない場合は，積極的なデブリドメント(感染，壊死組織を除去)を行い，出血が持続する場合は縫合処置を行う．

予後

軟組織損傷と同時に，歯や歯槽骨のみならず顎骨に損傷がみられる場合は，整復・固定を行うことから，**2〜4週，さらに3か月，6か月の経過観察が必要**である．一方，軟組織損傷単独では，口腔粘膜は皮膚と比較して治癒機転が速いことから，比較的短期間での治癒が期待され，また，摂食や発声により口腔粘膜は日々可動することから，治癒後に出現する瘢痕拘縮による障害は少ない．

参考文献
1. 谷和俊，竹川正範，松本章，吉田将亜，近藤英司，松田光悦．旭川医科大学歯科口腔外科における小児の口腔顔面外傷についての臨床的検討．小児口外 2010；20(1)：37-43．
2. 甲原玄秋，佐藤研一．小児における口腔外傷の実態調査．小児歯科学雑誌 2000；38(3)：509-513．
3. 加藤崇雄，小村国大，沼健博，宮恒男，菊池元宏，那須大介，金子貴広，堀江憲床，工藤逸郎，下山哲夫．小児の口腔軟組織への刺入による外傷の臨床的観察．小児口腔外科 2009；19(2)：116-121．
4. 松田貴絵，竜佑宗，下村一，黒木淳子．本学小児歯科における過去4年間の口腔外傷に関する実態調査．小児歯科学雑誌 2013；51(1)：8-20．

CHAPTER 2　口のなかの粘膜の異常・病変

19 口腔軟組織の非歯原性良性腫瘍

奥　結香，坂下英明(明海大学歯学部病態診断治療学講座口腔顎顔面外科学第2分野)

血管腫

　血管腫は，血管に形成される過誤腫であり，血管の異常な拡張が特徴である．小児と若年者に好発し，先天性のこともある．また，女性に好発する．頭頸部領域では皮膚に好発し，**口腔内では舌に好発し，次いで口唇，頬粘膜に好発**する．

　臨床症状としては，表面粘膜が扁平またはやや隆起しており，ときに勃起性の腫瘤として認める．柔軟で被圧縮性であり，スライドガラスにて退色反応を示す．境界は必ずしも明瞭ではない(**図1**)．

　表在性に発生したもの(**表在性血管腫**)では，青紫色を呈する．深部に発生したもの(**深部血管腫**)では健常色を呈し，静脈石をともなうことがある．

　大きく成長すると，巨唇症・巨舌症・巨頬症の原因となり，嚥下・言語・呼吸・咀嚼などの障害を生じさせることがある．

　診断にはエコー検査，CT，血管造影，およびRI-angiographyが有効で，血管の拡張や走行異常を検査する必要がある．小円形の境界明瞭なエックス線不透過像として，静脈石を認めることがある．また，顎骨中心性の場合には，骨梁構造が粗な蜂巣状の境界明瞭なエックス線透過像を認める．

　病理組織学的所見として，増加拡張した毛細血管と，さまざまな密度の結合組織の基質を認めるのが特徴である．毛細血管腫が多い．

原因

　口腔に血管腫を生じさせる症候群として，①Osler-Rendu-Weber症候群，②Sturge-Weber症候群，③

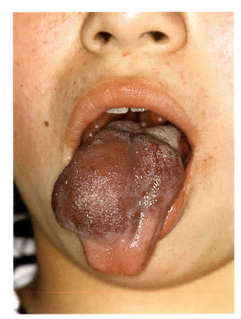

図1　血管腫の口腔内写真．

Maffucci症候群があげられる．

　Osler-Rendu-Weber症候群は，別名で「遺伝性出血性毛細血管拡張症」ともよばれる．皮膚・粘膜・内臓の多発性毛細血管拡張および反復性出血を来たし，家族内発生を特徴とする遺伝性疾患であり，常染色体優性遺伝である．

　Sturge-Weber症候群は，別名で「脳・顔面血管腫症」ともよばれ，先天性血管腫に脳神経障害を随伴するのが特徴である．臨床症状として，

①三叉神経の分布領域に一致した(とくに第一枝)顔面皮膚の血管腫(火焔状母斑，ブドウ種酒色様血管腫)

②緑内障

③血管腫対側のてんかん様痙攣

19 口腔軟組織の非歯原性良性腫瘍

があげられる.

Maffucci症候群は，多発性の内軟骨腫と皮下・軟部組織の血管腫を合併した疾患である．まれに内軟骨腫が悪性変化を生じて「続発性軟骨肉腫」になることがある.

口腔外科の対応・テクニック

血管腫の治療法としては，栓塞療法，梱包療法，凍結療法が行われる．また，表在性の場合には，電気メスによる電気凝固が行われることもある.

深在性，顎骨中心性，動静脈奇形(聴診器でコマ音を示す)，拍動している腫瘤の場合には，大量出血の恐れがあるので，注意が必要である.

リンパ管腫

リンパ管腫は，リンパ管の増殖からなる過誤腫である．一般に腫瘍というよりは，大部分が先天性組織異常による疾患である．**先天性からみられることが多く，それ以外でも10歳までに発症**する．性差はない．皮膚・粘膜などの部位にも発生するが，口腔はもっとも好発しやすい部位の1つである．**口腔領域では舌に好発**し，その他，口蓋，頰粘膜，歯肉および口唇に発生する(**図2**).

臨床症状としては，粘膜直下の表在性のものでは，正常粘膜色で表面粘膜に半透明，半球形の小さい乳頭状の突起を多数認め，いわゆる敷石状所見を示す.

深在性のものでは，表面に変化は認めない．無痛性で境界不明瞭な柔らかい腫瘤を形成する．いずれも，び漫性に，索状，結節塊として，触診により指頭に触れる．周囲へ浸潤性に増殖していることが多く，血管腫のような圧縮性や勃起性はない．大舌症(リンパ管腫性大舌症)や大唇症の原因となる．歯列弓開大，下顎前突をともなうことがあり，咀嚼および発音障害をきたす．頸部ではリンパ管が拡張して囊胞状となり，柔らかい波動性の著名な囊胞性リンパ管腫を形成する．診断にはMRI, CT, およびエコー検査が有効である.

病理組織学的所見として，粘膜直下の拡張したリンパ管の増殖を示し，中はリンパ液で満たされているのが特徴である(**図3**).

口腔外科の対応・テクニック

リンパ管腫の治療は，**外科的切除が第一選択**である．広範な場合には数回に分けて部分的に切除する．境界が不明瞭なため，完全な切除が困難で，再発も起こりうる場合は，広範囲な切除が必要となる．また，凍結外科療法も行うことがある.

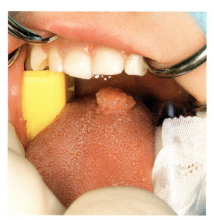

図2 リンパ管腫の口腔内写真.

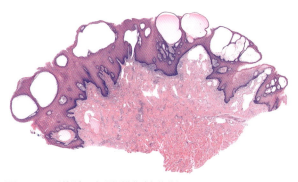

図3 リンパ管腫の病理組織像(全体像).

CHAPTER 2　口のなかの粘膜の異常・病変

神経鞘腫

神経鞘腫は，外胚葉由来のSchwann細胞から発生し，一般に弾性硬，可動性，無痛性の腫瘤として認める．比較的若年者に多く発生し，女性に好発する．全身の良性軟部組織腫瘍の10.2％を占め，血管腫，脂肪腫に次いで多い．全身的には稀な腫瘍ではないが，顎口腔領域に限ってみると，全身各部に発生した本腫瘍中の1.5％を占めるにすぎない．**口腔領域では舌がもっとも多く**，ついで，頬粘膜，口底，口蓋などに発生する．まれに下顎神経から発生する（**図4**）．

経過はきわめて緩慢で，表面は平滑で弾性軟であり，粘膜下の境界明瞭な限局性無痛性腫瘤として認める．

病理組織学的には，腫瘍細胞の核が線維束と平行に並び，有核帯と無核帯に分かれて配列するいわゆる「柵状配列」，あるいは「観兵式配列」をとる「Antony A型」と，粘液腫状で小嚢胞腔を取り囲んで変性をともなった不規則な細網線維網を形成する「Antony B型」，および両者の所見を有する「Antony AB」型に分類される（**図5**）．

口腔外科の対応・テクニック

治療法は，**一塊として切除することが基本**である．

予後

再発は少ないが，頸部に発生したものでは，術後の神経脱落症状に注意が必要である．

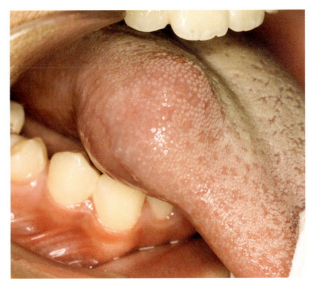

図4　神経鞘腫の口腔内写真．

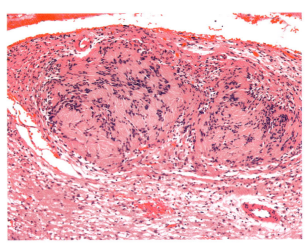

図5　神経鞘腫の病理組織像（×100）．

骨性分離腫

骨性分離腫とは，口腔粘膜に発生する骨性病変であり，比較的まれな特異的な腫瘍である．1913年に舌の骨腫として報告されたのが最初である．その後，1971年に骨組織から離れた軟組織に発生し，腫瘍性増殖を示す病変が「骨性分離腫」とよばれた．舌の違和感，嘔吐，嚥下困難を主訴とすることがあるが，ほとんどは自覚症状がなく，口腔内・咽頭・喉頭などの検診の際に偶然発見されることが多い(**図6，7**)．

鑑別疾患としては線維腫，神経線維腫，脂肪腫，乳頭腫，神経鞘腫，血管腫，リンパ管腫，顆粒細胞腫，舌甲状腺，結核，舌癌および過誤腫などがあげられる．

原因

発生要因としては諸説あるが，鰓弓残遺説，軟骨腫の骨化説，リンパ組織の骨化説などがある．

口腔外科の対応・テクニック

治療法は，**外科的切除が第一選択**である．

予後

予後は一般的に良好である．

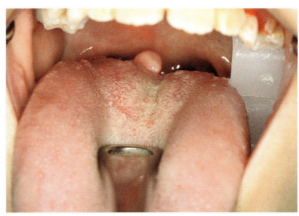

図6　骨性分離腫の口腔内写真．

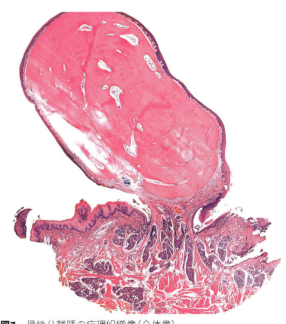

図7　骨性分離腫の病理組織像(全体像)．

参考文献

1. 坂下英明，草間薫・監修．迷ったときに見る口腔病変の診断ガイド　増補改訂版．東京：クインテッセンス出版，2013．
2. 内山健志，大関悟・監修．近藤壽郎，坂下英明，片倉朗・編．カラーアトラス　サクシンクト口腔外科学　第4版．東京：学健書院，2019．
3. Oku Y, Shigematsu H, Hoshino M, Suzuki S, Kiyokawa T, Kikuchi K, Kusama K, Sakashita H. A Case Report on Lingual Osseous Choristoma in a child. 小児口外 2011; 21(2): 159-162.

CHAPTER 2　口のなかの粘膜の異常・病変

lecture 1　口唇裂・口蓋裂の出生前診断と治療

井村英人,夏目長門(愛知学院大学歯学部口腔先天異常学研究室)

出生前に行われる胎児診断を総称して「出生前診断」という.**超音波診断**のほかに,**羊水穿刺**,**母体血を用いた出生前遺伝学的検査**(non-invasive prenatal genetic testing：NIPT)があり,実施時期・適応・診断対象・安全性・精度が異なる.近年の超音波技術の進歩によって,両親に出生前の情報提供が可能となったため,胎児の状態・予後・治療法について十分な理解を得ることができる.しかし,両親は出生前に胎児の病気に対して不安をかかえることになるため,疾患に関する十分な情報提供が必要となる.とくに口唇口蓋裂は,外表奇形であるため,超音波検査によって発見されることが多い(**図1**).

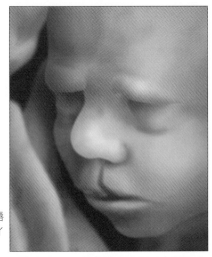

図1　片側性口唇裂の超音波画像(イメージイラスト).

超音波診断

口唇口蓋裂は,症候群で特定の遺伝子や染色体異常より発症するものもあるが,ほとんどは,**遺伝的要因と環境的要因が重なり,ある閾値を超えると発症する**といわれている[1].

口唇は胎生5〜6週ごろに形成されるが,超音波診断の精度が向上したことにより,胎児の口唇裂の診断が可能となってきている.超音波検査で口唇裂が判別されるのは,胎生18週ごろからである[2].

胎生8〜11週ごろに垂直方向にあった口蓋突起が内方に移動し,水平位で左右の口蓋突起が癒合することで,口蓋は形成するが,なんらかの異常により口蓋突起が離開した状態になり,口蓋裂を発症する[1].

超音波検査では,比較的軽度の口唇裂や口蓋裂は診断がつかないことが多くある[3].超音波診断は外表奇形を診断するうえで非常に重要である.胎児口唇裂が認められた場合,他の心疾患などがあるのか,染色体異常の有無があるかどうかも確認する.

出生前カウンセリング

GP・小児歯科の対応

近年,口唇口蓋裂の専門病院で**出生前カウンセリング**を行っているため,専門病院に問い合わせや紹介を行うことで,両親および家族の不安を少しでも取り除くことにGP・小児歯科では努める.出生後の小児歯科治療について概略を説明するとともに,適切な治療が行われれば,機能障害なく,すこやかに成長できることを十分理解してもらう.

口腔外科の対応

産科などでの超音波検査で胎児の口唇口蓋裂が確認された際には,希望があれば診断を受けた妊婦が出産までの間,また出産後にも安心できるような環境づくりを行えるよう,**出生前カウンセリング**を行う.出生前カウンセリングでは,両親および家族の不安を問診から明らかにし,少しでも安心できる情報提供を行う.具体的には,

lecture 1　口唇裂・口蓋裂の出生前診断と治療

手術時期・哺乳・言語・成長など，一貫治療に関しての説明を行う．

口唇裂とともに口蓋裂をともなうかは，超音波診断のみで判断は困難であるが，口蓋裂も併せもつ可能性を考慮し，カウンセリングを行う．

年々，出生前カウンセリングは増加傾向であり，今後も増加することが予想される．胎児超音波による診断では，裂型不明な口唇裂が多く，口蓋裂の罹患に関しても不明なことが多いため，出産後に一致しているかどうかを含めて，検討する必要がある．また，産科の出生前診断で口唇裂と診断され，出生後に正常であった症例もある[4]ことから，慎重な説明が必要であると考える．また，成人した患者の話などを行い，両親が出産に向かって前向きになれるようにサポートすることが重要である．

口唇口蓋裂の出生前診断率が80％との報告[5]があるが，施設によっては，**50〜77％**[6,7]との報告もあり，出産後に，口唇口蓋裂が発見されることも依然として多いと考える．また，口唇口蓋裂だけでなく，あわせて染色体異常や，心疾患，ほかの症候群が発見されることもあり，高次医療機関と連携をしながら，治療を行っていくことが重要である．

参考文献

1. Imura H, Yamada T, et al. Effect of 2,3,7,8-tetrachlorodibenzo-p-dioxin suggests abnormal palate development after palatal fusion. Congenit Anom 2010; 50(2): 77-84.
2. 馬場一憲．妊娠中の胎児診断(形態異常のスクリーニング)．日本産科婦人科学会雑誌 2007；59：N162－N167.
3. 夏目長門・編著．口唇口蓋裂 Q & A140．東京：医歯薬出版；14-15, 2015.
4. 井村英人，夏目長門，他．口唇口蓋裂出生前カウンセリングの現状 2012-2016年報告．日本口蓋裂学会雑誌 2017；42(2)：121.
5. 三原由実子，前川亮，他．当院における胎児超音波スクリーニングと胎児異常診断率．現代産婦人科 2016；64(2)：403-408.
6. 小松玲奈，吉田信隆．超音波スクリーニングにおける胎児異常所見の検出率．産婦人科治療 2011；103(3)：261-265.
7. 和田誠司，左合治彦，他．妊娠中期胎児超音波スクリーニング検査による胎児異常検出率．日本周産期・新生児学会雑誌 2004；40(1)：24-27.

CHAPTER 2　口のなかの粘膜の異常・病変

lecture 2　口唇口蓋裂の一貫治療

今井　裕（獨協医科大学名誉教授）

　口唇口蓋裂（唇顎口蓋裂）の患者には，審美障害，哺乳障害・栄養障害，咀嚼障害，運動性言語障害，耳鼻疾患，顎発育障害，不正咬合，重度う蝕，精神・心理障害など，多岐にわたる障害が生じる．そのため，その治療にあたっては，患児の成長・発育に応じて，適切な時期に臨床各科の専門知識を統合して治療方法を検討し，これに基づいて治療計画を立案・実践することが極めて重要である．口唇口蓋裂の治療は，出生直後から顎顔面の成長発育が終了するまでの期間にわたり，それぞれの専門職からなるチームにより，一貫した方針に基づいて行われなければならず，これを「**一貫治療**」という（**図1**）．また，最近では出生前胎児診断の急速な進歩にともない，妊娠中に口唇裂が判明するようになっており，産婦人科医，臨床遺伝医，あるいは臨床心理士などと，共用する問題として新たな対応が必要となっている．具体的には，告知のあり方や両親の精神的ケアが課題で，遺伝カウンセラーによる心理的サポートが有用といわれている．

出生後〜口唇形成術まで（生後約3か月）

　まず，産褥期は精神的にも不安定なことより，母体の心理的変化によく注意を払い，必要に応じて専門家によるカウンセリングを実施する．

　患児に対しては，小児科にてほかに合併異常がないか，全身状態のチェックをする．また，出生直後に呼吸障害・哺乳障害がみられることがあるが，そのような症例は基本的に小児科で対応する．呼吸障害の多くは下顎が小さいこと（小下顎症・ロバン・シークエンス）に起因し，緊急避難的には，エアーウェイの挿入や気管挿管などが必要となるが，多くは発育とともに改善する．

哺乳障害

　哺乳障害に対しては，受動的な栄養法（注射筒，スポイ

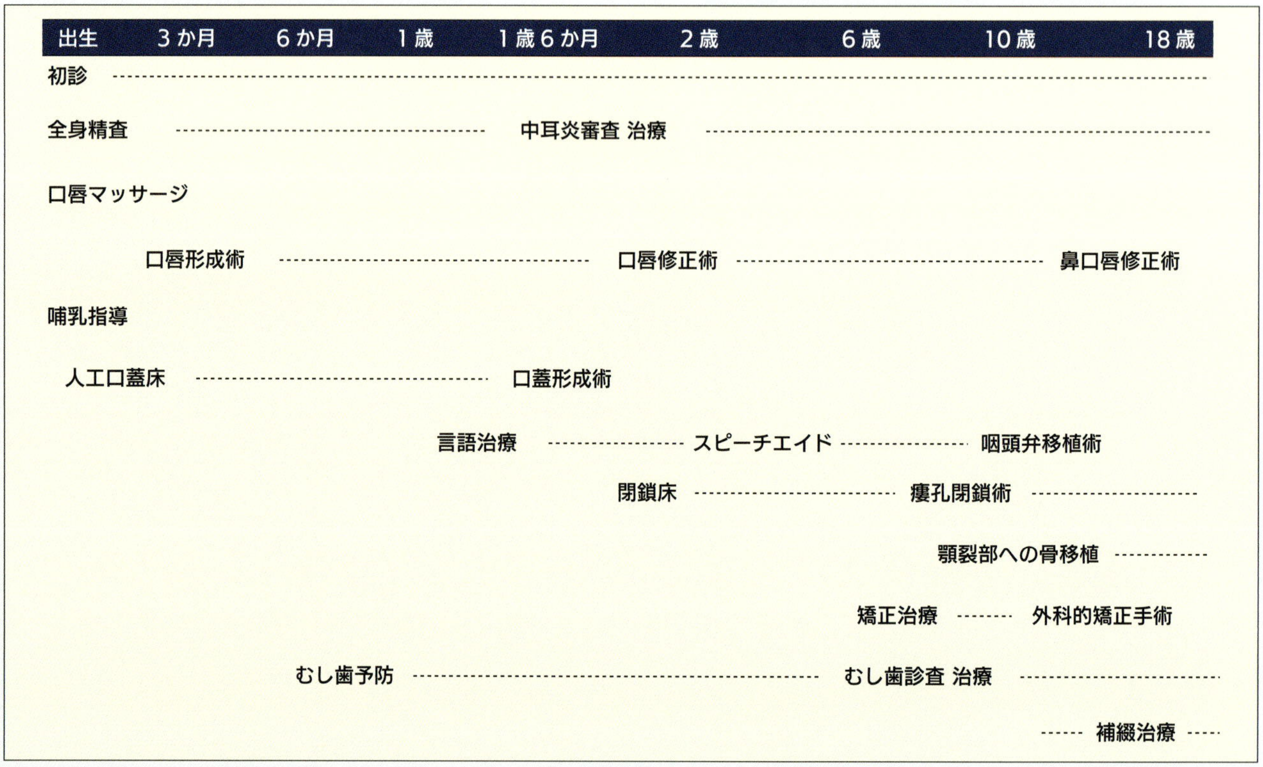

図1　口唇口蓋裂の一貫治療のスケジュール．

lecture 2　口唇口蓋裂の一貫治療

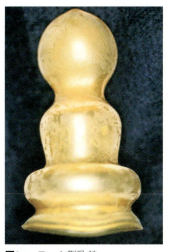
図2a　ヌーク型乳首.

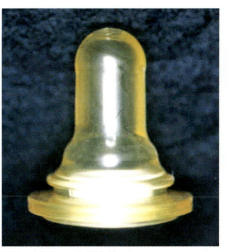
図2b　ピジョンP型乳首.

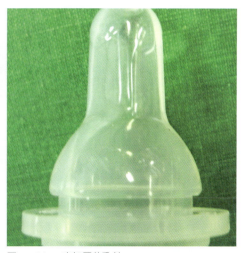
図2c　Hotz床処置後乳首.

シリンジあるいは経鼻胃管栄養法)により，患児の保有する哺乳能力を用いることなく授乳させるが，自律的な哺乳の確立が遅延する可能性があるため，その適応には慎重な判断が必要である．哺乳障害は，口蓋裂があるために口腔内を陰圧にできず，吸啜できないことが原因である．口腔外科では，哺乳方法の指導(口蓋裂児用乳首〔**図2a～c**〕の選択)を行い，適応症例では**哺乳床(Hotz床)を装着**する(**図3a～c**)．Hotz床は哺乳を助けるだけでなく，顎の形状を矯正する効果があるとともに，舌を前方へ誘導するため，呼吸障害を改善する．

口唇口蓋裂の一次治療（初回形成手術）

口唇形成術

口唇形成術は，原則的には生後3か月から6か月，体重6kgを目安に，入院・全身麻酔下に行う．口唇裂を閉鎖し，バランスのとれた自然な口唇形態を形成するが，口輪筋の連続性を再建し，口唇の正常な動きの回復を図ることが重要である．また，偏位した鼻柱や鼻翼基部の位置の適正化を図る．

両側口唇裂の初回手術は，両側同時に行う「一期的手術」と，片側ずつ一定期間をおいて行う「二期的手術」に分けられるが，近年は一期的手術を行う傾向にある．手

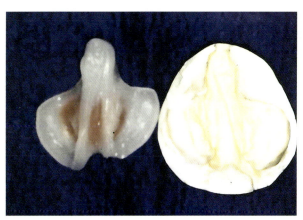
図3a　印象採得とHotz床.

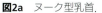

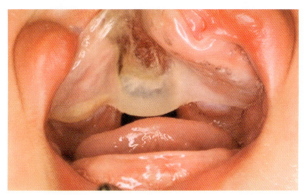
図3b　唇顎口蓋裂.　　　　　図3c　Hotz床装着時.

CHAPTER 2　口のなかの粘膜の異常・病変

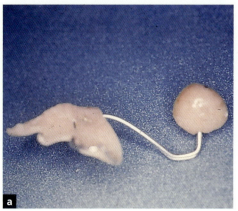
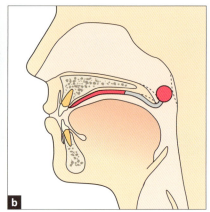

図4a, b　スピーチエイド.

術法は,「三角弁法」「Millard法」を基本とした術式が一般的である.

口蓋形成術

口唇形成以後から口蓋形成までの期間は, 小児歯科にて乳歯萌出開始前からう蝕予防について母親に口腔衛生指導を行うとともに, 早期のう蝕予防処置を行う.

また, この時期は始語期となり, 言葉の発達がみられるので, 言語聴覚士による言語管理を開始する. さらに, 口蓋裂児は滲出性中耳炎を合併する場合が多いので, 耳鼻科医によるスクリーニング検査を行い, 必要に応じて口蓋形成術と同時に, 耳鼻科医による鼓膜切開・チューブ留置術などを施行する準備を行う.

口蓋裂治療の目的は, 正常言語の機能獲得で, そのためには「鼻咽腔閉鎖機能」を獲得することが必須である.「鼻咽腔閉鎖機能」とは, 軟口蓋が持ち上がる動きと, 咽頭が狭くなる動きとを併せて鼻咽腔を閉鎖する運動で, 肺からの呼気を鼻へ漏らさず口腔内圧を高めて音声とすることを可能とするもので, 口蓋形成術では, 軟口蓋における口蓋帆挙筋などの左右に分かれた筋群の再建と軟口蓋の延長を行う.

手術時期は, 早期の手術は顎発育に悪影響を及ぼすといわれる一方, 発音の面からは2語文が出る前に手術を実施しておくことが正常言語獲得には有利といわれていることより, 一般的には, **1歳6か月, 体重10 kgを目安に実施される**. 口蓋裂の手術方法については, プッシュバック法を基本に種々改良された術式が報告されている.

言語訓練と治療

言語訓練

口蓋裂の手術後3〜6か月頃より, 言語聴覚士と協働し, 言語発達に応じた言語訓練を行う. 3〜4歳頃までに鼻咽腔閉鎖機能を評価し, 鼻咽腔閉鎖不全が認められる場合は,「スピーチエイド」(**図4**)や「パラタルリフト・プロテーゼ」(**図5**)などの発音補正装置を用いた訓練を行うが, ほとんどの患者は正常な言語を獲得する.「スピーチエイド」は鼻咽腔閉鎖の感覚を覚えさせるもので, 多くは言語訓練によりこの装置が必要なくなるか, 次に述

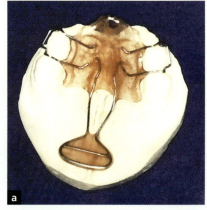
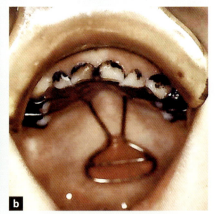

図5 a, b　パラタルリフトプロステーゼ.

lecture 2　口唇口蓋裂の一貫治療

べる咽頭弁移植術を受ける場合でも，この装置を装着することにより，手術後の言語獲得がスムーズに行えるので，きわめて有用である.

咽頭弁移植術

咽頭弁移植術は，十分な言語治療を受けた患者で，鼻咽腔が大き過ぎて自力で鼻咽腔を閉鎖できない患者が適応となる．手術時期は必ずしも統一した意見はみられないが，5歳頃までは言語指導を主体とし，必要に応じてスピーチエイドを装着し，**構音訓練を受けた10歳以降の症例が手術対象**と考えるのが妥当である．手術は軟口蓋の組織と弁状に形成した咽頭後壁の組織をつなぎ，広すぎる鼻咽腔を狭くするが，これにより咽頭の筋肉と軟口蓋の筋肉の強調運動が可能となり，結果として良好な鼻咽腔閉鎖運動が行えるようになる（図6）.

口蓋裂患児は発音補助装置や矯正装置の装着が必要となる場合が多く，乳歯や永久歯がう蝕になると，装置の装着に制限が加わることが多い．したがって，小児歯科医による患児の口腔管理と母親への口腔衛生管理指導は，顎顔面の成長が終了するまで継続的に行う.

口唇・外鼻二次修正術（就学期前）

就学前の時点で，口唇，外鼻の形態を評価し，必要ならば修正術を行う．この時期の修正は，顎発育に悪影響を及ぼさない範囲とし，あくまでも小修正で，最終的な修正は成長終了後に行う.

矯正歯科治療

基本的には，永久歯萌出後から矯正歯科とタイアップして矯正歯科治療が開始される．矯正歯科治療は，小学校の前半に顎の発育を誘導して歯列の大きさを整え，中学・高校以降に本格的な歯列矯正を行う.

一般的には，上顎の側方拡大後に顎裂部骨移植術を行う．また，この時期には，必要に応じて上顎骨仮骨延長術や，上顎骨急速拡大などの手術的な手法を組み入れ，早期の咬合と，上下顎間関係の改善に努める.

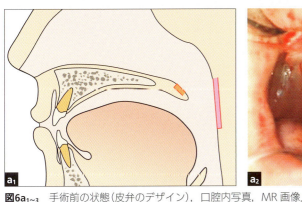
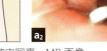
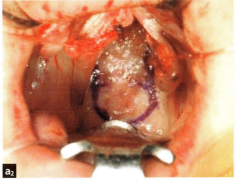
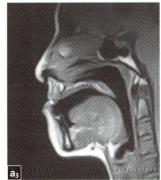

図6a₁～₃　手術前の状態（皮弁のデザイン），口腔内写真，MR画像.

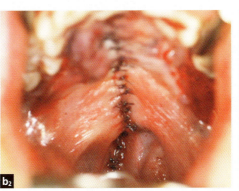
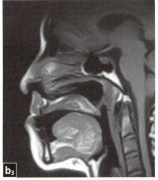

図6b₁～₃　手術終了時の，シェーマ，写真，MR画像.

CHAPTER 2　口のなかの粘膜の異常・病変

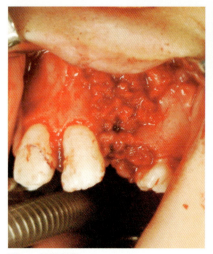

図7a　骨移植術.

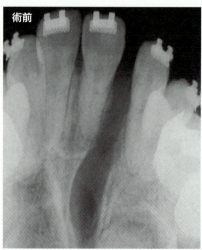

図7b　骨移植前のエックス線写真.

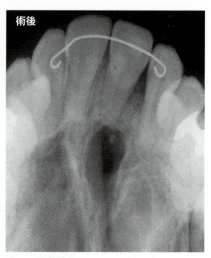

図7c　骨移植後のエックス線写真.

顎裂部骨移植術

　顎裂がある症例では，上顎骨の大きさが決まる8歳〜11歳頃に自家骨（多くは腸骨）を移植して歯槽骨を再建する（図7a〜c）．骨性連続の形成と犬歯の萌出誘導が大きな目的で，矯正歯科との緊密な連携によるチーム医療で成し遂げられるもので，一貫治療のなかで欠かせない治療法である．また，顎裂では，側切歯・犬歯が欠損している症例も多く，骨移植を行うことにより同部へのインプラント（人工歯根）の植立も可能となる．

咬合の形成，完成

　顎顔面の成長終了が近づく頃には，主として矯正歯科で緊密に咬合が仕上げられる．上下顎の発育に大きなアンバランスがみられる場合は，顎矯正手術により骨格と咬合を再建し，必要に応じて補綴歯科治療を行う．また，顎裂部に相当する側切歯などの欠損に対しては，インプラントや歯の移植などを行うこともある．

口唇，外鼻二次修正術（成長終了後）

　最終的な口唇・外鼻形成術は，成長が終了した時期以降に行う．必要に応じ，耳介軟骨移植術や複合組織移植などにより外鼻形成を，また，両側性口唇裂の場合は，下唇反転有茎皮弁を用いた再建を行う．

まとめ

　口唇口蓋裂の治療はただ手術をするというだけでなく，成長にともない獲得する構音や咀嚼などの口腔機能や心理面の発達を考え，適切な時期にそれぞれの専門職からなるチームにより適切な治療が一貫した方針に基づいて行われなければならない．

　また，最近では，出生前胎児診断により妊娠中に口唇裂が判明することがあるため，産科医，臨床遺伝医，あるいは臨床心理士などとの新たなチーム医療連携による対応が必要である．

参考文献

1. 内山健志．口唇裂・口蓋裂一次症例の東京歯科大学における治療方針とわが国のチーム医療の実態に関する調査報告．日口外誌 2011；57(2)：50-69.
2. 原田清．顎裂の骨移植．小児口腔外科 2009；19(2)：99-104.
3. 日本口腔外科学会・編．口唇裂・口蓋裂診療ガイドライン．2008.
4. 坂下英明，重松久夫．咽頭弁移植術．小児口腔外科 2010；20(2)：154-160.

lecture 3　口唇口蓋裂の咬合治療（矯正と手術）

岡安麻里，大久保和美，西條英人（東京大学大学院医学系研究科外科学専攻感覚・運動機能医学講座口腔顎顔面外科学）

　口唇口蓋裂（唇顎口蓋裂）患者の治療は長期にわたることから，できるだけ患者の負担の小さい治療が望まれる．そのため，予知性が高く効率的な治療を行うにあたり，各専門家によるチーム医療が必要とされる．具体的には，口腔外科医・形成外科医・矯正歯科医・一般歯科医・言語聴覚士などからなるチームを構成し，広く医科と歯科の知識を共有して機能的で良質なチーム医療を提供することが望ましいと考えられる．

出生〜顎裂部骨移植

　出生前から成長終了までライフステージに応じた集学的管理を実践するなかで（**図1**），胎児診断例には，出生前に病態と治療概略の説明，臨床遺伝と合併奇形などの全身状態については専門医による検索がなされる．そして出生後，必要に応じて，哺乳や鼻変形の改善，裂の縮小を目的に，口腔外科医や矯正歯科医がNasoalveolar Moldingによる術前顎矯正治療を行う．口唇裂手術は生後3か月頃，体重6 kgを目安に行い，口蓋裂手術は1歳3か月〜6か月時にPush back法，またはFurlow法により1期的，あるいは2段階法により閉鎖する．

　矯正歯科医による咬合の管理は，5歳時に長期的治療計画を作成して開始する．これはWHOの勧告に基づいており，この時点での記録はその後の成長変化を知るうえで貴重なものとなるが，**実際に乳歯列期から矯正歯科治療を行うことは稀**である．

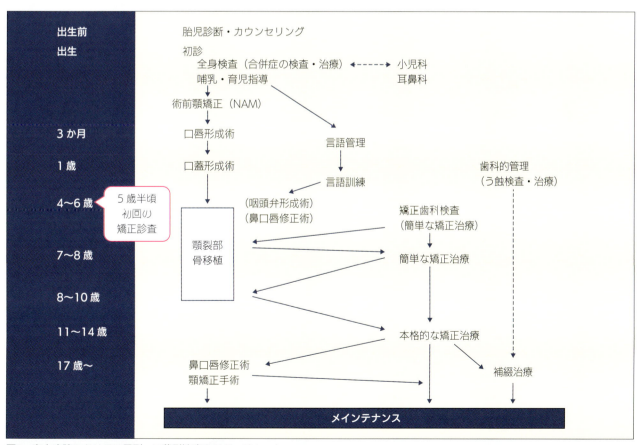

図1　東大病院における口唇裂・口蓋裂治療のフローチャート．

成長期に行う矯正歯科治療

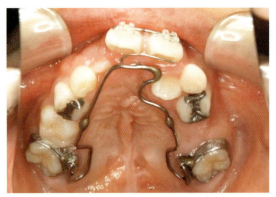
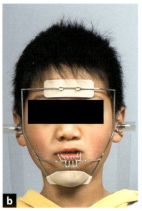
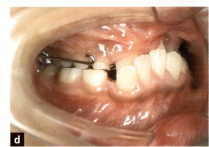

図2a　バックアクションリンガルアーチ＋セクショナルアーチ．

図2b〜d　フェイスマスク＋リンガルアーチ．

　顎裂部骨移植は，従来は混合歯列期に行うのが一般的だったが，近年は乳歯列期での実施に移行しつつある．

矯正歯科治療

永久前歯の萌出後（混合歯列期）

　動的矯正歯科治療は，原則として永久前歯の萌出後（混合歯列期）に開始する．装置はリンガルアーチを基本とし，前歯にブラケットを装着したセクショナルアーチを併用することも多い（図2a）．反対咬合の症例では上顎前方牽引を行うこともあるが（図2b〜d），その長期効果は予測困難であるため，期待できる効果や問題点を患者・家族に十分説明したうえでの適用の決定が重要となる．良好な前歯部被蓋が得られた後は成長観察に入るが，犬歯の萌出に異常を認め，開窓・牽引が必要となる場合もある．とくに，**犬歯による中切歯の歯根吸収に注意**を要する（図3）．

永久歯列期

　永久歯列期では，マルチブラケット装置を用いて上顎第二大臼歯まで含めた配列を行うが，成長終了と社会生活とのバランスを勘案し，最終的な咬合の完成に向けたスケジュールを策定する．

　口蓋裂をともなう症例では，側切歯や小臼歯の抜歯を行う頻度が高く，犬歯の近心移動により顎裂部の空隙を閉鎖する症例が多い．一方，唇顎裂では必要に応じて歯冠修復を行い，側切歯を配列することが多くなっている．保定は，上顎前歯部舌側のワイヤー固定と可撤式床装置を用いて，長期行うことが望ましい．顎裂部に空隙が残

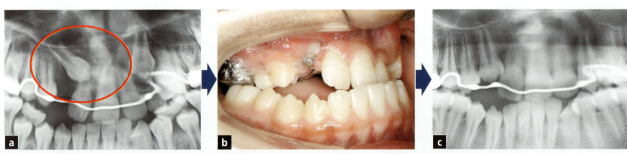

図3a〜c　犬歯萌出異常と開窓・牽引．中切歯の歯根吸収の可能性があるため，犬歯の開窓・牽引が必要とされることもある．

lecture 3　口唇口蓋裂の咬合治療（矯正と手術）

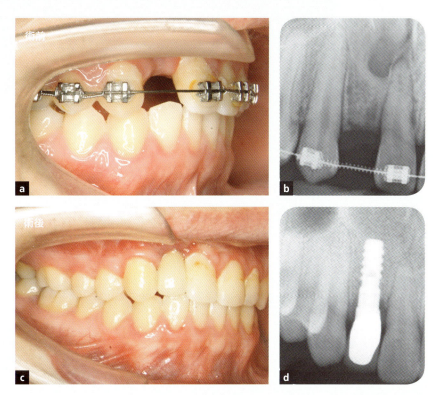

図4　デンタルインプラントによる欠損補綴．

存する症例では，デンタルインプラントあるいは，接着ブリッジなどの補綴処置が施される（**図4**）．

顎矯正手術

上下顎関係が著しく悪い場合には，顎矯正手術が必須となるが，顎矯正手術の適応がボーダーラインの症例でも，手術を積極的に実施することにより，矯正歯科治療が容易になるだけでなく，顔貌改善効果も得られる．口唇裂・口蓋裂患者では上顎劣成長であるため，上顎の前方移動を基本とした上下顎手術を行うことが多い（**図5**）．

外科的矯正治療（一期的，または，骨延長）

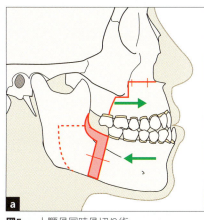
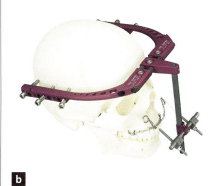
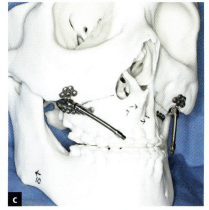

図5a　上顎骨同時骨切り術．
図5b, c　上顎骨骨延長．口蓋形成術を行っており，かつ，上顎前方移動量5 mm以上の場合に適応している．**b**：「RED System」．**c**：「Zürich System」．

CHAPTER 2　口のなかの粘膜の異常・病変

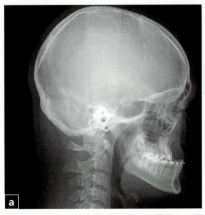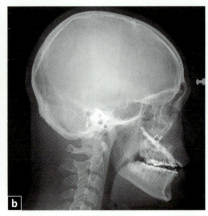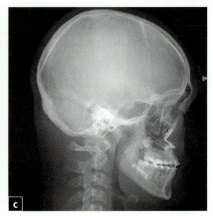

図6 a～c　二段階上顎骨延長・下顎骨切り術．**a**：術前．**b**：上顎骨延長後．**c**：上下顎骨切り術後．

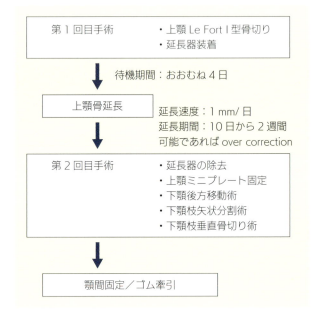

図7　二段階上顎骨延長・下顎骨切り術のフロー．

また，口蓋瘢痕の影響や上顎の移動量が大きいなどの理由から，上顎骨骨延長術が必要となることもある．この点に関して当科では，延長器の装着期間の短縮を図るため，「二段階上顎骨延長・下顎後方移動術」を開発した（**図6, 7**）．

まとめ

今日，顎裂部への骨移植術や上顎骨骨延長術を含めた顎矯正手術の結果に安定感が得られ，世界的にも，エビデンスに基づいて，かつ予測性が高く，費用対効果の大きい治療が求められている．治療の遂行にあたっては，各専門医合同の専門外来やカンファレンスでの検討により，情報の一元化と同時に，さらなる医療の質の向上が推進されるべきである．近年では，骨・軟骨の再生医療を含めたより高度な医療の提供も始まっている．

参考文献

1. Mori Y, Eguchi T, Matsuzaki M, Ogihara Y, Susami T, Chikazu D, Saijo H, Yonehara Y, Takato T. A 2-stage procedure combining maxillary advancement by distraction technique with mandibular setback surgery in patients with cleft lip and palate. Int J Oral Maxillofac Surg 2006; 35(7): 594-597.

| lecture 4 | ラヌーラ(がま腫)の「硬化療法」 |

lecture 4　ラヌーラ(がま腫)の「硬化療法」

篠塚啓二(日本大学歯学部口腔外科学講座)
大木秀郎(日本大学特任教授)

　ラヌーラ(がま腫)の治療は，従来，根治療法としての舌下腺を含めた摘出や，開窓療法，摘出術が行われてきた．しかし，これらの治療法は小児にとっては侵襲が大きく，治療法の選択に苦慮することが多いうえ，開窓療法や摘出術については比較的再発が多いことが知られている．こうしたなかで，近年，保存的治療法である「硬化療法」が注目され，その治療効果と有用性に関する報告[1〜4]が散見されるようになってきた．また，最近では硬化療法の奏効率は91.2%であり，外科療法よりも硬化療法のほうが安全で効果的であるとの報告もある[5]．

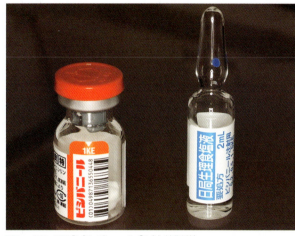

図1　OK-432「ピシバニール®」(中外製薬)．

「硬化療法」の経緯と作用機序

　硬化療法は，主に小児で発症し，囊胞壁が薄いために全摘出が困難な囊胞状リンパ管腫の治療法として，1976年に由良ら[6]がブレオマイシンを用いて行ったのが初めである．しかし，ブレオマイシンによる治療は，安全性・確実性において満足できるものではなかったため，1987年に荻田ら[7,8]がブレオマイシンに代わって，OK-432「ピシバニール®」(中外製薬　図1)を囊胞内に注入する治療法を報告した．現在では，囊胞状リンパ管腫治療の第一選択[9]であり，1995年には保険適応となっている．その後，深瀬らにより，ラヌーラに対してのOK-432の効果が報告されている[4,10〜12]．

　OK-432は，A群溶連菌の弱毒の自然変異株(Su株)をペニシリンで不活化した凍結乾燥細菌製剤である．そのため，ペニシリンアレルギーの症例には適応できない．OK-432による硬化療法の作用機序は，局所の強い炎症細胞の浸潤が起こり，炎症性サイトカインを誘導活性化することにより，囊胞液の吸収亢進・産生低下の方向に変化させることによる，と考えられている[10〜12]．このため，副作用として発熱や一過性の腫脹が報告[1]されており，また，炎症症状が強い例ほど治療効果が高いとされている．以前は発熱や反応性腫脹を懸念して，入院下で行うこともあったとの報告があるが，現在では，外来治療にて安全に施行されている．その方法としては，「希釈液置換法」(図2〜5)と「高濃度注入法」がある．経過観察は，基本的に翌日，2週間後，4週間後に診察する．注入18時間後ごろに，囊胞部は治療前よりも腫脹し，発赤と硬結が認められるようになる．同時に，38〜39℃の発熱も認められる場合がある．発熱および疼痛に対しては，消炎鎮痛剤で対処する．通常，発熱は2日以内に改善する．その後，腫脹は徐々に消失する．1か月後には，ラヌーラが消失または縮小固定する．硬化療法施行4〜6週目に最終的な効果の判定を行い，不十分な場合には再度硬化療法を行う．

　その他の硬化療法として，40〜50%の「高張ブドウ糖液による硬化療法」の有用性も報告されている[13]．作用機序は，高濃度・高浸透圧であることを利用し，囊胞壁を硬化させて，瘢痕化させることによって液の分泌を抑えていると考えられる．高張ブドウ糖液による硬化療法では炎症を誘発しないため，OK-432と比較して副作用が少ないことが利点ではあるが，効果がやや劣る点が欠点として挙げられる．

CHAPTER 2　口のなかの粘膜の異常・病変

硬化療法の方法

OK-432注入療法[10～11]（図2～5）

① OK-432希釈液置換法

荻田の原法に準じたものである[8]．ラヌーラの内容液を吸引し，生理食塩水で0.1 KE/mlに希釈したOK-432で置換する方法である．

①術野の消毒
②局所麻酔
③嚢胞穿刺，内容液吸引（図3）

解剖学的に安全に穿刺できる部位を決定し，18G針を用いて内容液を吸引する．内容液は粘稠液であるため，

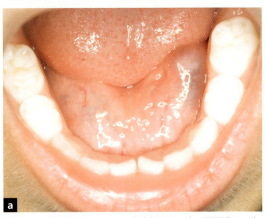
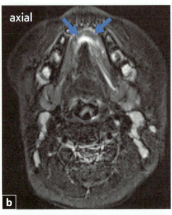
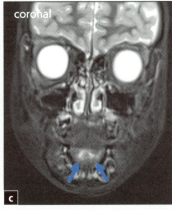

図2a～c　治療前の口腔内写真（a）とMRI（T2強調像 b, c）．口底部の腫脹，口底部の顎舌骨筋上方で左右に広がる舌下隙内に不均一な高信号を認める．＊小児口腔外科学会雑誌 2016；26：41-45．より引用

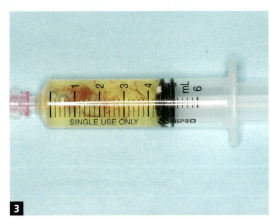
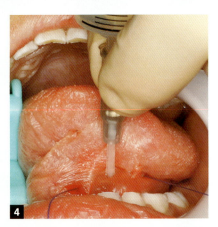

図3　きわめて粘稠度が高い淡黄色の内容液.
図4　術中口腔内写真．OK-432（0.1 KE/ml）を注入した．＊小児口腔外科学会雑誌 2016；26：41-45．より引用

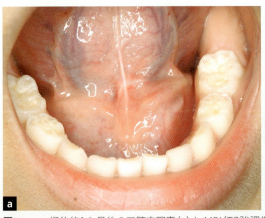
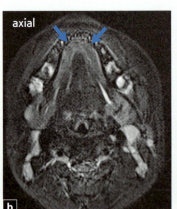
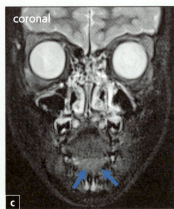

図5a～c　術後約1か月後の口腔内写真（a）とMRI（T2強調像 b, c）．口底部の腫脹は縮小し，液体貯留は認めなかった．＊小児口腔外科学会雑誌 2016；26：41-45．より引用

18 G未満の針での吸引は困難である．

④OK-432希釈液注入（**図4**）

針を挿入したまま，注射器を変えて，1 KEを生理食塩水10 mlに溶解し，10倍希釈したものを，吸引した内容液と同量を注入する．針先が囊胞内からずれないように注意する．治療前と同程度の腫脹であることを確認する．囊胞内にうまく注入された場合には，抵抗や疼痛がなく，同量の注入が行える．

舌下型ラヌーラの場合，OK-432の流出を避けるために，できるだけ囊胞から離れた粘膜下の組織を通過して囊胞腔内に達するように穿刺を行うなどの工夫が必要だが，とくに小児の場合は口腔内の容積が限られており，離れた部位での穿刺が困難なこともたびたび遭遇する．そのため，囊胞の直上で穿刺せざるを得ない場合は，われわれは穿刺した針穴を縫合することで対応したり，また，つぎに述べる高濃度OK-432注入法で行っている．

②**高濃度OK-432注入法**

舌下型ラヌーラなどで針穴からOK-432希釈液が漏れて，十分な効果が得られない場合に本法を施行する．直径2 cm以下のがま腫の場合には0.5 KEのOK-432を，直径2 cm以上の場合には1.0 KEのOK-432を0.2 mlの生理食塩水で懸濁して，27 G針を用いて内容液は吸引せず，囊胞内に注入する．ほとんど疼痛はともなわないため，局所麻酔は不要である．

高張ブドウ糖液注入法[13]

本方法は局所麻酔下に，内用液を穿刺吸引し，吸引した液の半量に相当する量の高張ブドウ糖液（40〜50％）を注入するという方法である．針はOK-432のときと同様に，18 G以上の太い針で行うことが必須である．

まとめ

ラヌーラに対する硬化療法は，安全性と効果は確認されており，その副作用やアレルギーを考慮したうえで使用することで，外来治療にて行える安全で低侵襲な治療法であるといえる．

参考文献

1. 工藤典代，小林由実，他．OK-432による硬化療法が著効したがま腫の幼児4症例．耳喉頭頸 2002；74：61-64．
2. 須賀則幸，鈴木円，他．顎下型ガマ腫に対するOK-432局所注入療法．日口診誌 2005；18：295-298．
3. 池内忍，加藤伸，他．OK-432硬化療法が著効した小児ラヌーラの1例．小児口外 2007；17：47-50．
4. 深瀬滋．診療所における口腔咽頭疾患への対応．高濃度OK-432注入法によるガマ腫の治療．口咽科 2007；19：167-170．
5. Kono M, Satomi T, Abukawa H, Hasegawa O, Watanabe M, Chikazu D. Evaluation of OK-432 injection therapy as possible primary treatment of intraoral ranula. J Oral Maxillofac Surg 2017; 75(2): 336-342.
6. 由良二郎，橋本俊，他．小児の頸部腫瘍．特に囊胞状リンパ管腫とBleomycinの効果について．小児外科・内科 1976；8：279-285．
7. Ogita S, Tsuto T, Tokiwa K, Takahashi T. Intracystic injection of OK-432: a new sclerosing therapy for cystic hygroma in children. Br J Surg 1987; 74(8):690-691.
8. 荻田修平，伝俊秋，中村香，他．リンパ管腫のOK-432局注療法による治療．小児外科 1993；25：371-376．
9. 長嶋紀久雄，池田均，奥村康宏，他．リンパ管腫の硬化療法と手術療法との比較．小児外科 1993；25：397-401．
10. 深瀬滋．囊胞性疾患の硬化療法．耳喉頭頸 2001；73：638-643．
11. Fukase S, Ohta N, Inamura K, Aoyagi M. Treatment of ranula wth intracystic injection of the streptococcal preparation OK-432. Ann Otol Rhinol Laryngol 2003; 112(3): 214-220.
12. 深瀬滋．ガマ腫：OK-432を用いたガマ腫の硬化療法．JOHNS 2003；19：1473-1477．
13. 星野都，重松久夫，細川恵一，他．硬化療法を行った顎下型ラヌーラの1例．小児口外 2010；20：169-173．

CHAPTER 3
口のなかの機能の異常・病変

CHAPTER 3　口のなかの機能の異常・病変

1 舌のくせ（舌癖）

永田順子，迫田隅男，温水佳世子（宮崎大学医学部附属病院歯科口腔外科・矯正歯科）

　舌は，口腔底部にある筋肉の突起物で，前後・左右・上下方向に走る内舌筋と，顎骨・舌骨・軟口蓋・茎状突起など，さまざまな場所に付着する外舌筋で構成されている（図1）．このため，咬む（咀嚼），飲み込む（嚥下），発音する（構音）などの際に，自由に形や位置を変えることができる．

　舌は，上方を口蓋，周囲両側を上下歯列と歯槽骨に囲まれた空間に収納されている（図2）．舌の尖端（舌尖）

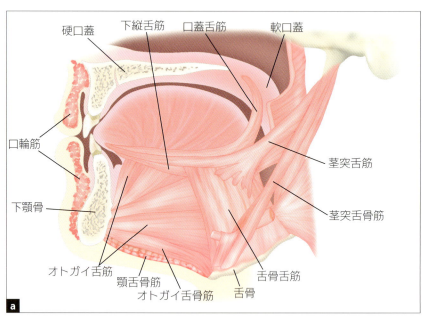

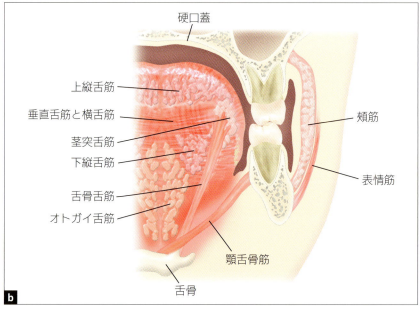

図1a, b　舌および周囲組織の解剖図（**a**：矢状断面，**b**：前頭断面）．舌は内舌筋と外舌筋で構成されている．内舌筋には前後に走る上縦舌筋と下縦舌筋，横方向に走る横舌筋，上下方向に走る垂直舌筋がある．内舌筋は舌の伸縮や幅の拡縮，厚みなど形を変えるはたらきに関与する．オトガイ舌筋，舌骨舌筋，茎突舌筋，口蓋舌筋などの外舌筋は，それぞれ下顎骨正中の内面や舌骨，茎状突起，軟口蓋に付着している．外舌筋は，舌の前方突出，舌の後方移動や側方偏位，舌背の挙上など，舌の位置を変えるはたらきに関与する．

1 舌のくせ（舌癖）

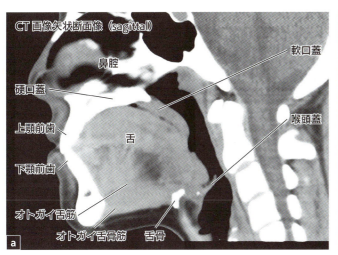
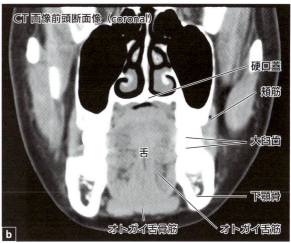

図2a, b 舌および周囲組織のCT画像．舌は、上方を口蓋、周囲両側を上下歯列と歯槽骨に囲まれた空間に収納されている．

は、安静時には上顎前歯の後上方にある切歯乳頭後方部に接しているのが正常とされている．また、正常な嚥下では、口唇および上下の歯列が軽く接触し、舌全体が上がって口蓋に接し、舌尖は切歯乳頭後方部に接した状態になっている．

原因

舌癖の原因は、母乳を飲むときの嚥下パターン（幼児型嚥下）から、成熟型の嚥下パターンへうまく移行しなかったことが一因と考えられている．

乳児には原始反射として哺乳反射がある．口腔や顔面に当たったものに食いつき（探索反射）、口唇で挟み（口唇反射）、吸啜窩に舌で押し付け（吸啜反射）、後方に送り込む（嚥下反射）という一連の反応が生まれつき備わっている．また、呼吸のための気道を確保し、哺乳を行いやすくするため、乳児の舌は下唇に接している（図3）．

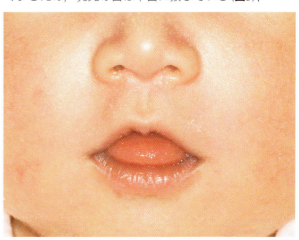

図3 呼吸のための気道を確保し、哺乳を行いやすくするため、乳児の舌は下唇に接している．

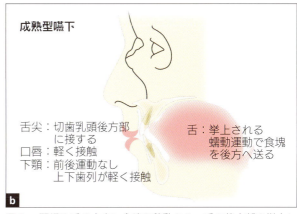

図4a 哺乳の際、乳児は口を大きく開いて乳房に食いつき、口唇をすぼめてくわえ込む．舌尖を下唇に接するように前方へ突出して、乳首を口蓋に押し付けて乳房を刺激し、分泌された乳汁を舌の中央をくぼませて咽頭へ送り込む．

図4b 顎堤や舌の中央に食塊を移動させ、舌の後方部を挙上して口蓋に当て、舌のぜん動運動により咽頭へ送り込む．

CHAPTER 3　口のなかの機能の異常・病変

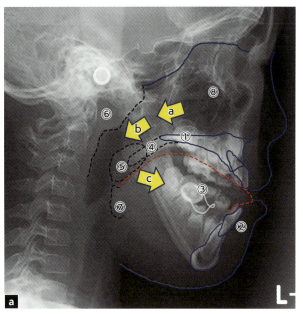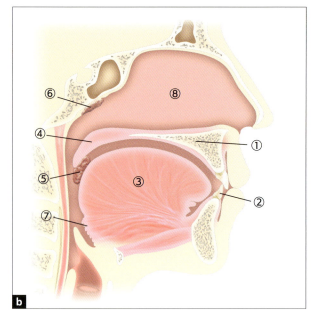

図5a, b 鼻中隔の弯曲，慢性の鼻炎，咽頭扁桃肥大（アデノイド），口蓋扁桃肥大，舌扁桃などにより気道が狭くなると，「口呼吸」になり，これが習慣化すると「低位舌」になる．口蓋扁桃や舌扁桃の肥大により，舌が前方へ押し出され，これも「低位舌」の一因になる．①口蓋　②下顎前歯　③舌　④軟口蓋　⑤口蓋扁桃　⑥咽頭扁桃（アデノイド）　⑦舌扁桃　⑧鼻腔　赤い点線：舌の外形

　このような乳児の舌位や，母乳を吸啜して嚥下するパターンは，成熟した舌位や咀嚼・嚥下のパターンと異なっている．

　哺乳の際，乳児は口を大きく開いて乳房に食いつき，口唇をすぼめてくわえ込む．舌尖を下唇に接するように前方へ突出して，乳首を口蓋に押し付けて乳房を刺激し，分泌された乳汁を舌の中央をくぼませて咽頭へ送り込む（**図4a**）．このとき，下顎も前後に反復運動し，舌骨上筋群が主に活動している．

　離乳期になり，食べ物が半固形物や固形物に変わると，咀嚼が必要になる．咀嚼運動では，まず舌が後方へ挙上され，口唇を閉じて捕食する．口唇を軽く閉じたまま下顎をやや側方へ開閉口させて食塊を潰し，唾液でこねてまとめ，咽頭へ送り込み，飲み込む．この一連の動作には舌の複雑な運動がともなう．顎堤や舌の中央に食塊を移動させ，舌の後方部を挙上して口蓋に当て，舌のぜん動運動により咽頭へ送り込む（**図4b**）．

成熟を障害する要因

　舌の動作が発達すると，嚥下も成熟型のパターンに近づいていく．哺乳が終わり，食物が成人と同じ性状の固形物になると，嚥下パターンはさらに成熟し，成人型の嚥下に移行する．

　こうした移行を障害する要因があると，乳児型嚥下のパターンが残存し，舌癖を生じてしまう．たとえば下記のようなことが原因として挙げられる．

①指しゃぶり（吸指癖）

　3〜4歳以降まで指しゃぶりが治らないと，上下顎前歯の間に隙間ができ，吸指癖が消失した後も歯の隙間から舌が前方に出やすくなる．

②乳前歯欠損

　乳前歯の先天的な欠損や，早期の乳前歯の脱落などがあると，隙間から舌が出やすくなる．

③口呼吸

　鼻中隔の弯曲，慢性の鼻炎により鼻気道が狭くなり（**図5a** 矢印a），咽頭扁桃肥大（アデノイド），口蓋扁桃肥大，舌扁桃などにより咽頭気道が狭くなると（**図5a** 矢印b），**口呼吸**になり，これが習慣化すると，**低位舌**になる．また，口蓋扁桃や舌扁桃の肥大よって，舌が前方へ押し出され，これも低位舌の一因になる（**図5a** 矢印c）．

④舌小帯の硬直

　舌小帯の硬直があると，舌を後上方へ挙上する動作が困難となり，**低位舌**になる．舌を前へ突出させると，舌尖がハート型にくぼむことで診断が可能である（**図6**）．

1 舌のくせ（舌癖）

何をみる？
GP・小児歯科の鑑別診断

舌癖の種類

安静時に舌が正常でない位置にあるものや，構音や嚥下時に舌が正常でない動作をすることを「舌癖」という．下のようなものが含まれる．

①弄舌癖
「弄舌癖」とは，構音や嚥下時以外の安静時に，舌を無意識に上下の歯で咬む習慣（咬舌癖）や歯列の外側に突き出す習慣（舌突出癖）である（図7）．

②異常嚥下癖
「異常嚥下癖」とは，嚥下時に上下歯列の間に舌尖を突き出す癖である．上下の歯列は接触せず，舌は前方や側方へ突出される．

異常嚥下癖のある患者に嚥下動作を行わせると，嚥下の直前に口輪筋やオトガイ筋など口腔周囲の表情筋が緊張する（図8a）．嚥下した直後に口唇を開くと，歯列の間に突き出された舌が後ろへ戻るようすが見えることがある（図8b）．また，異常嚥下癖をともなう患者の口腔内には，しばしば舌や頰粘膜に歯列の圧痕を認める（図9）．

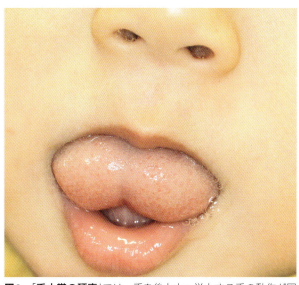

図6　「舌小帯の硬直」では，舌を後上方へ挙上する舌の動作が困難となり，低位舌になる．舌を前へ突出させると，舌尖がハート型にくぼむことで，低位舌の診断が可能．

③低位舌
「低位舌」とは，舌が本来の位置より低い位置にある状態である．正常な舌位では，舌全体が口蓋に近接し，舌尖は切歯乳頭後方部に接し，上下歯列の内側に納まっている（図10a）．低位舌では舌全体が口蓋から離れて下顎の歯列弓の中に納まり，舌尖は下顎前歯に接している（図10b）．低位舌がある場合，多くは習慣性に下顎が開き，口唇も離開していることが多くなる．

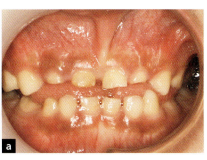
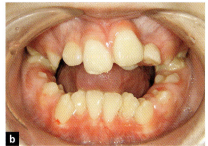
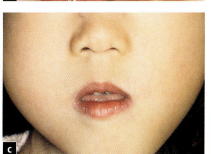
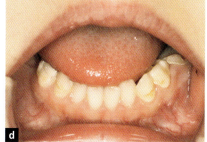

図7a～d　「弄舌癖」とは，構音や嚥下時以外の安静時に，舌を無意識に上下の歯で咬む習慣（咬舌癖）や，歯列の外側に突き出す習慣（舌突出癖）である．**a**：乳歯列期の弄舌癖．**b**：混合歯列期の弄舌癖．**c**：舌突出癖をともなう患者の口元．安静時に無意識に上下唇が離開し，舌が見えている．**d**：舌突出癖のある患者では，舌が歯列の外に突き出されている．

CHAPTER 3　口のなかの機能の異常・病変

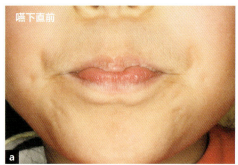
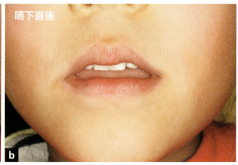

図8a, b　「異常嚥下癖」をともなう患者の嚥下動作.
a：嚥下の直前に，口輪筋やオトガイ筋などの口腔周囲の表情筋が緊張する.
b：嚥下直後に口唇を開くと，舌が後ろへ戻るようすがみえる.

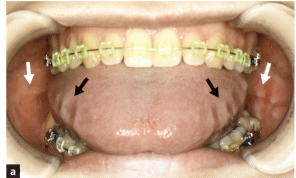
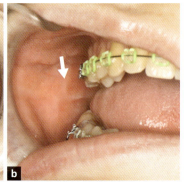

図9a, b　異常嚥下癖をともなう患者の口腔内には，しばしば舌（黒矢印：舌圧痕）や頰粘膜（白矢印：頰圧痕）に歯列の圧痕を認める.

舌癖がおよぼす影響

舌は口蓋や上下歯列に密着しているため，舌癖があると，その圧力で歯並びや顎骨の発育に悪影響を与え，不正咬合の原因になり，さらなる機能障害や歯科疾患を生じる可能性がある.

①不正咬合

正常咬合では，下顎の歯列が上顎の歯列の2〜3 mm内側に咬みこんでいる．上下の歯列は，外側にある頰筋や口輪筋と，内側にある舌の圧力が均衡する位置にある．したがって，唇側からの圧力が強ければ，歯は舌側に傾斜し，歯列は狭くなる．舌側からの圧力が強ければ，歯は頰側に傾斜し，歯列は広くなる．圧の部位やバランスにより下記のような不正咬合を生じる.

（1）上下顎前突

口唇が緩んだ状態で上下前歯に舌側から圧力（舌圧）がかかると，上下前歯が唇側へ傾斜して上下顎前突になる（**図11a**）.

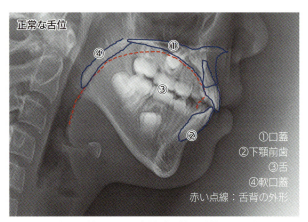
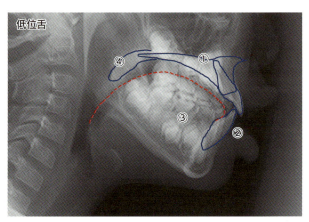

①口蓋
②下顎前歯
③舌
④軟口蓋
赤い点線：舌背の外形

図10a　正常な舌位では，舌全体が口蓋に近接し，舌尖は切歯乳頭後方部に接し，上下歯列の内側に納まっている.

図10b　低位舌では舌全体が口蓋から離れて下顎の歯列弓の中に納まり，舌尖は下顎前歯に接している.

1 舌のくせ（舌癖）

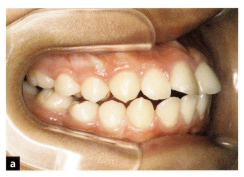
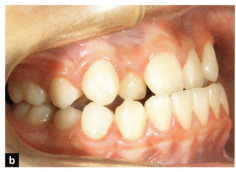
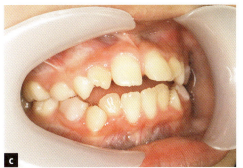
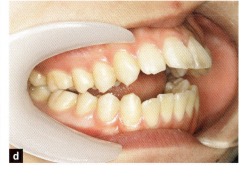

図11a〜d 舌癖と関連する不正咬合.
a：上下顎前突.
b：反対咬合.
c：開咬.
d：顎変形症（骨格性の開咬）.

(2) 反対咬合

口呼吸や低位舌をともなっていると，上顎では外側（頬筋）からの圧力で歯列が狭窄し，下顎では舌側からの圧力（舌圧）で歯列が拡大する．相対的に上顎より下顎の歯列が大きくなり，被蓋が逆になり，反対咬合になる（**図11b**）．

(3) 開咬

吸指癖や弄舌癖，異常嚥下癖などによって舌がつねに上下の前歯の間にあると，上下歯列が噛み合わなくなり，開咬になる（**図11c**）．

(4) 空隙歯列

舌圧により歯列の唇・頬側傾斜が生じた際，歯列に比べ歯のサイズが小さければ，隣在歯の間に隙間が生じて空隙歯列になる．

(5) 顎変形症

成長期に著しい舌癖が長期に続いた場合，顔面骨格の成長方向や成長量に影響が及び，顔面骨格の変形を生じて，骨格性の下顎前突や開咬などの顎変形症になる場合がある（**図11d**）．

②口唇閉鎖不全

前述のような上下顎前突・開咬・反対咬合・顎変形症などを生じると，口唇を楽に閉鎖することができなくなる．口腔粘膜が乾燥した状態になり，唾液による自浄作用や殺菌作用が低下し，う蝕や歯周病などの歯科疾患や風邪などの感染症にかかりやすくなる．

③構音障害

構音には，喉頭・咽頭・鼻腔・口蓋・舌・口唇・下顎・歯などの器管が，複雑に協調してかかわっている．このため，舌の機能異常や不正咬合があると，構音障害を生じる．たとえば，前歯部開咬や上下前歯間の大きな隙間は，歯茎摩擦音（/s/, /z/）に障害を生じ，いわゆる舌足らずのような話し方になる．上顎歯列の狭窄や切歯の口蓋側転位は歯茎破裂音（/t/, /d/）に困難を生じる．骨格性の下顎前突では唇歯摩擦音（/f/, /v/）に歪みが生じる．ただし，不正咬合があっても，歯の隙間を舌や口唇で閉鎖するなどで補償できるので，明らかな構音障害にはならない場合もある．

何をする？
GP・小児歯科・口腔外科の対応

口腔筋機能療法

「口腔筋機能療法」とは，舌や口唇の位置や動作の不正，口腔周囲筋の非協調性などに対し，口腔顎顔面筋の再学習プログラムとして，正常な位置の感覚や運動パターン

CHAPTER 3　口のなかの機能の異常・病変

表1　舌運動訓練プログラム.

舌尖挙上訓練 　目的　舌尖の正しい位置の確認 ①舌をゆっくり前方へ出し入れする（**a**） ②舌尖と切歯乳頭後方部（スポット）を冷却綿棒や舌圧子で刺激 ③舌尖を挙上してスポットに当て数秒間保持（スポットポジション **b**）	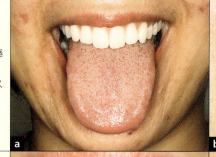　a	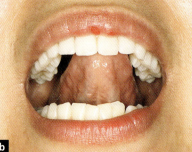　b
舌挙上訓練 　目的　舌全体を正しい位置に挙上 ①舌側縁と上顎歯列の口蓋側歯頸部を，舌圧子でなぞるように刺激する ②舌側縁を挙上し，舌中央をへこませて5秒間保持（**c**） ③舌全体を挙上して口蓋に接触させて5秒間保持（**d**） ④口蓋に舌全体を強く吸着させながら，勢いよく口を開けて，舌打ち（ポッピング） ⑤舌全体を口蓋に接触させて保持したまま，口を数回開閉（オープンアンドクローズ）	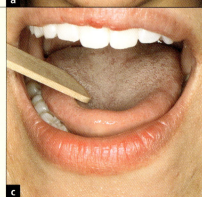　c	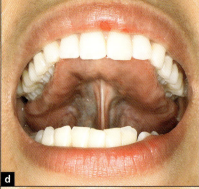　d
舌運動訓練 　目的　舌の動きをスムーズに ①舌尖を左右の口角に交互に接触（**e**） ②舌尖で上下唇を一周舐める（**f**）	e	f
咀嚼筋刺激 　目的　咀嚼筋活動を確認・訓練 ①両手を顎角に置き，ギュッと咬み締めて，筋肉（咬筋）の膨らみを確認（**g**） ②両手をこめかみに置き，咬み締めて，筋肉（側頭筋前腹）の膨らみを確認（**h**） ③両手を耳の上に置き，咬み締めて，筋肉（側頭筋後腹）の膨らみを確認	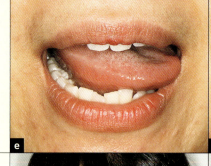　g	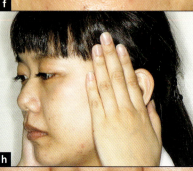　h
スラープアンドスワロー 　目的　嚥下訓練 ①舌尖をスポットに当て，舌全体を口蓋に密着させて離さない（**i**） ②ストローを犬歯後方に挿入して舌の裏側に当て，軽く咬合（**j**） ③スプレーで臼歯部に水を吹きかけ，そのまま水を後方へ集め，嚥下	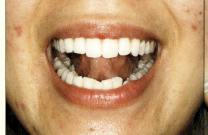　i	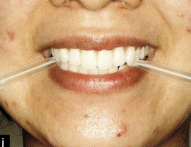　j

1 舌のくせ（舌癖）

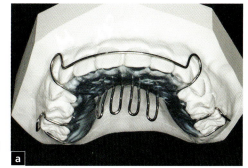
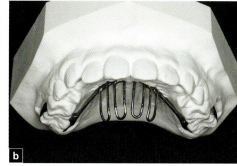
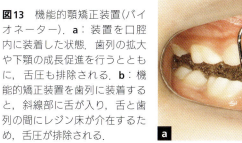
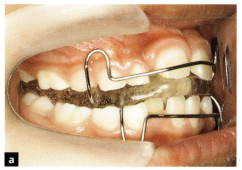
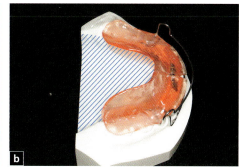

図12 習癖除去装置「タングクリブ」．**a**：可撤式装置．**b**：固定式装置．

図13 機能的顎矯正装置（バイオネーター）．**a**：装置を口腔内に装着した状態．歯列の拡大や下顎の成長促進を行うとともに，舌圧も排除される．**b**：機能的矯正装置を歯列に装着すると，斜線部に舌が入り，舌と歯列の間にレジン床が介在するため，舌圧が排除される．

を獲得させ，上位中枢に定着させる方法である．具体的には**表1**のようなトレーニングを行う．

顎口腔機能改善のための外科手術

咽頭扁桃肥大（アデノイド）や口蓋扁桃腺肥大により著しい鼻呼吸不全を生じている場合，扁桃切除術を行う．顕著な舌小帯の強直を認める場合，舌小帯切除術などの外科処置を行う．

習癖除去装置

「タングクリブ」などの専用の「習癖除去装置」（**図12**）を装着することにより，舌圧の影響を防止する．自分で取り外しができるタイプのもの（可撤式装置，**図12a**）と，大臼歯などに金属性のバンドで固定して自分で取り外しができないタイプのもの（固定式装置，**図12b**）がある．

歯科矯正装置による咬合治療と，口腔周囲筋のコントロール

上下顎骨の大きさや位置の不調和，上下歯列の狭窄，開咬などがあると，正しい咀嚼や構音を行いにくいため，さらに咬合の不正を悪化させてしまう．そこで，歯科矯正装置を用いて咬合治療を行う．

すでに上下顎骨の大きさに不調和を生じている場合，上顎前方牽引装置・ヘッドギア・チンキャップなどにより上下顎骨に顎成形力を加え，成長コントロールを行う．前歯・臼歯の被蓋や幅径の不調和がある場合，舌側弧線装置，唇側弧線装置，歯列弓の拡大装置などを用いて歯列を広げたり狭めたりして整える．

バイオネーター，フレンケル装置，FKO（アクチバートル）などの**機能的顎矯正装置**は，口腔周囲筋の機能力を矯正力として利用して，上下顎骨や歯列弓の位置や大きさを整える．口腔周囲筋の賦活化や好ましくない舌癖や頰圧の排除などが可能なため，不正咬合の治療と口腔周囲筋のコントロールを同時に行える方法として効果的である（**図13**）．

参考文献
1. Norton NS・著，前田健康・監訳．ネッター頭頸部・口腔顎顔面の臨床解剖学アトラス 原著第2版．東京：医歯薬出版，2014．

CHAPTER 3 口のなかの機能の異常・病変

2 嚥下障害

迫田隅男，永田順子，温水佳世子（宮崎大学医学部附属病院歯科口腔外科・矯正歯科）

摂食・嚥下器管の構造

摂食・嚥下には口腔，咽頭，喉頭，食道などの器官がかかわり，神経や筋肉が複雑に協調しあって成り立っている(**図1**)．口腔の入口には口唇，上下の前歯がある．上方は硬口蓋・軟口蓋・上顎歯列，下方は舌・下顎歯列，側方は頬により囲まれ，後方は咽頭へつながっている．咽頭は食物の通路であるとともに，鼻腔・上咽頭・喉頭・気管を通って肺へつながる空気の通り道(気道)にもなっており，両者は交差している．このため，食物を咽頭から食道へ送り込む動き(嚥下)が上手くいかないと，誤って喉頭腔から気管・肺へ流れ込んでしまい，誤嚥を生じる(**図2**)．

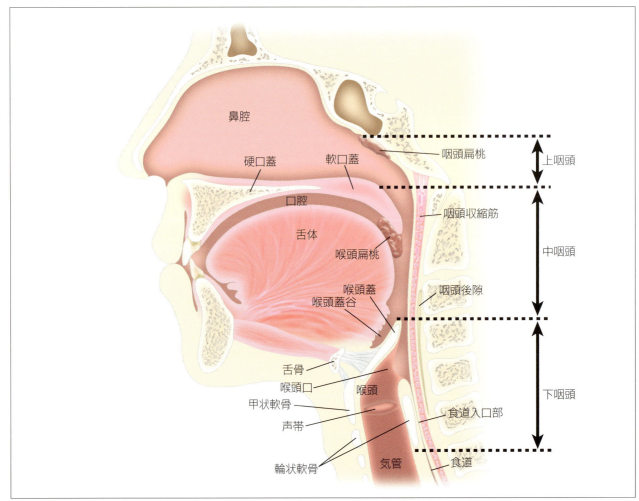

図1 摂食・嚥下に関わる器管．＊ Norton NS・著，前田健康・監訳．ネッター頭頸部・口腔顎顔面の臨床解剖学アトラス 原著第2版．東京：医歯薬出版，2014．より引用・改変

摂食・嚥下のメカニズム

摂食・嚥下は，先行期，準備期，口腔期，咽頭期，食道期の5段階に分けられる．

①先行期（図3a）

先行期は，食物を認知して口に取り込むまでの過程である．視覚や嗅覚により食物を認知し，食べた記憶や空腹感によって食べる意欲や準備が整う．食べる姿勢を整え，上肢をうまく動かして食物を口に運ぶことも必要である．認知レベルや食欲の低下した状況で，急に飲食物を口のなかに挿入すると，むせたり，驚いて拒絶したりする．

②準備期（図3b）

準備期には，まず舌を後方へ挙上して，口唇を閉じて食物を捕食する（**図3b ①**）．舌の後方挙上や口唇閉鎖ができないと，口からこぼれてしまう．続いて捕食した食物を舌で左右の臼歯部に運び，顎と舌，頬を複雑に動か

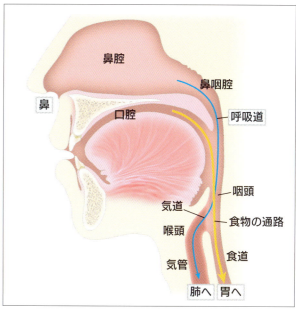

図2 食物の通路と気道との交差．

しながら咀嚼する（**図3b ②**）．食物は唾液と混ざり，飲み込みやすい塊（食塊）にまとめられる（**図3b ③**）．このと

嚥下のメカニズム

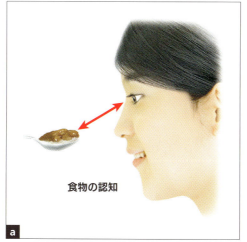

図3a　先行期．

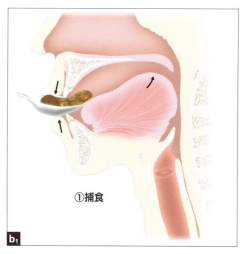

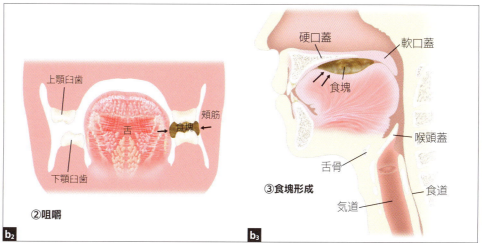

図3b₁~₃　準備期（①捕食，②咀嚼，③食塊形成）．

CHAPTER 3　口のなかの機能の異常・病変

き，通常は口唇を閉じて鼻で呼吸している．

③口腔期（図3c）

口腔期には，口唇を閉じて食塊を舌の中央に集め，舌前方部を挙上して口蓋に押しつけ，食塊を包み込んだ舌を前から後ろへ動かして食塊を奥舌へ移送し（**図3c ①**），奥舌からさらに咽頭部へ送り込む嚥下動作が行われる（**図3c ②**）．その際，軟口蓋が咽頭後壁の方へ延び，舌骨が前上に引き上げられ，舌根が下がって咽頭部が開き，食塊が咽頭部に送り込まれる（嚥下の口腔期）．

④咽頭期（図3d）

咽頭期には，口腔期の嚥下動作に続いて嚥下反射が起こり，食塊はさらに咽頭の奥へ送り込まれる．嚥下反射

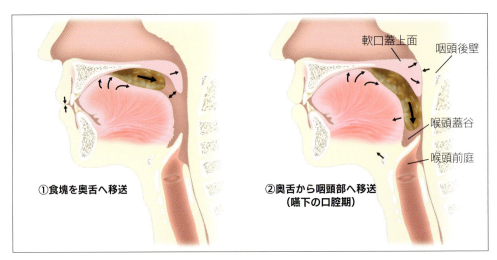

図3c　口腔期．

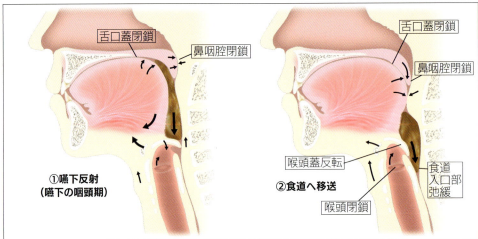

図3d　咽頭期．

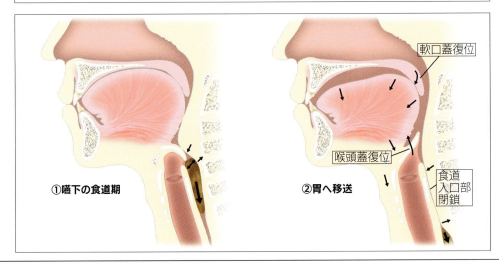

図3e　食道期．

時には，舌を口蓋に押しつけて口腔が閉鎖され，軟口蓋が後上方へ挙上し，鼻咽腔が閉鎖される（**図3d ①**）．舌骨と喉頭が前上方へ挙上されて喉頭蓋が後方反転し，喉頭腔が閉鎖される．左右の披裂軟骨が内転して，声帯も閉鎖される．食道入口部の括約筋（輪状咽頭筋）が緩み，喉頭が前上方移動して食道入口部が開き，食塊が食道に押し込まれる（**図3d ②**）．この一連の嚥下反射は無随意的に行われ，このとき，口腔も鼻咽腔も閉鎖されているため，呼吸は一時的に停止する．口腔・鼻咽腔・喉頭腔の閉鎖と，食道入口の開大が協調して行われないと，飲食物の逆流や誤嚥を生じる．

⑤食道期（図3e）

食道期には，食道へ流れ込んだ食塊は，食道の蠕動運動と重力によって胃へと移送される．食道上端には上部食道括約筋，下端には下部食道括約筋があり，食物が逆流するのを防いでいる．舌の緊張は緩み，舌骨・喉頭は下方へ，喉頭蓋は上方へ戻り，軟口蓋は前下方へ戻って鼻咽腔の閉鎖が解かれ，呼吸が再開される．

嚥下障害とは

嚥下障害とは，先行期，準備期，口腔期，咽頭期，食道期の一連の過程のどこかに問題を生じている状態である．また，ヒトは飲食物に限らず常時，唾液や鼻汁，咽頭・喉頭・気管・肺などからの分泌物，胃液などの逆流物など，あらゆるものを無意識のうちに嚥下している．重度の嚥下障害では，これらを誤嚥したり気道に溜まったりして呼吸困難となるため，吸引や気管切開が必要になる．新生児には通常，原始的に吸啜機能が備わっているが，吸啜機能が不全で哺乳障害を生じることがある．症状として周産期からミルクをうまく飲めない，むせる，頻繁に嘔吐する，体重が増えない，つねに喘鳴がある，誤嚥性肺炎を繰り返すなど，がみられる．こうした場合，経管栄養が必要となる．周産期に経管栄養となった場合，その後の経口摂食においても嚥下障害を生じ，経鼻胃チューブや胃瘻などによる栄養摂取が必要となる確率が高いといわれている．

原因

嚥下障害の原因には，口腔・咽頭など消化器官の「形態的要因」，中枢・末梢神経・筋系障害などの「神経学的要因」，精神遅滞などの「知的障害」，経管依存や拒食などの「精神・心理学的要因」，心疾患や呼吸器疾患など「全身状態にともなう要因」などがあり，これらが重複している場合も多数認められる．

形態学的要因

唇顎口蓋裂，第一第二鰓弓症候群などの先天異常症候群や，小顎症，巨舌・小舌症，高口蓋などの形態的異常があると，食物の口腔内への取り込みや咀嚼，食塊の後方への送り込みなどに支障を生じる．また，先天性後鼻孔閉鎖症，副鼻腔炎，アデノイド・口蓋扁桃・咽頭扁桃の肥大などで気道に狭窄を生じると，嚥下が難しくなる．

神経学的要因

脳性麻痺や脳幹・脳神経障害では，嚥下・呼吸の協調の障害や不随意運動により嚥下が困難になる．筋ジストロフィーなどの筋障害では，咬筋の筋力低下や舌肥大により咀嚼や食塊の後方移送の障害を生じ，喉頭蓋反転や食道入口部の拡大がうまくいかず，食塊の送り込み不全を生じる．頭位・顎位の保持にかかわる筋肉がうまくはたらかないことも，摂食時の嚥下や呼吸の障害となる．

③知的障害

精神遅滞などの知的障害がある場合，口唇・舌・顎などの協調運動の学習にも遅れを生じる．誤嚥や窒息などを予防するためにも食物処理に必要な口唇・舌・顎などの協調運動の訓練が必要である．また，口いっぱいに食べ物を詰め込み，咀嚼せず丸呑みしてしまう傾向をともなうことも多く，誤嚥や窒息の原因となる場合もある．

④精神・心理学的要因

出生時からの長期の経管栄養がある場合，感覚過敏が強く，口腔内に食物を入れることを拒否することも多い（経管依存症）．器質的異常と機能的な発達遅滞に加え，精神・心理学的要因の関与も大きく，持続的な脱感作を行って拒否を弱めることが必要となる．また，摂食時にむせや嘔吐などの不快症状を経験したことが原因で経口摂取を拒否する場合もある．

⑤心疾患や呼吸器疾患など全身状態にともなう要因

喉頭・咽頭・気管・気管支の軟化症による呼吸障害，心臓血管系異常にともなう食道・気管の圧迫，胃食道逆

CHAPTER 3　口のなかの機能の異常・病変

流による慢性的な食道・喉頭の炎症，胃・十二指腸・腸管など下部消化管障害による嘔吐などが，要因として挙げられる．

何をみる？
GP・小児歯科の鑑別診断

嚥下障害のスクリーニング検査

問題点を細かく把握するために医療面接が重要である．基礎疾患，全身状態，普段の食事環境，経管栄養・経口摂取の状況，食形態・食事時間，食事中のむせ・咳・肺炎などの既往，摂食・嚥下訓練などの介入の有無，周囲の支援環境などの情報を詳細に聴取し，どのような問題があるかを検討する．

①触診法

口腔ケアを行なったり綿棒などで口腔内を湿潤させてから触診を行う．舌骨と甲状軟骨の位置に人差し指と中指を置き，空嚥下を指示して，挙上の程度を確認する．甲状軟骨が指を超えたときに正常な嚥下と判断する．

②頸部聴診法

喉頭の甲状軟骨や輪状軟骨の挙上を障害しないように，頸部の外側面に聴診器の接触子をあて，空嚥下を指示し，嚥下音と嚥下前後の呼気音を聴診する．嚥下音が不明瞭で弱い音の場合は，喉頭蓋反転の不良が疑われる．嚥下後に湿性音などの異常音があると，唾液の咽頭残留や誤嚥が疑われる．その場合は嚥下や咳払いを指示し，再度聴診して異常音が除去されるかを確認する．

③反復唾液嚥下テスト

舌骨と甲状軟骨の位置に人差し指と中指を当て，空嚥下時の挙上を確認する．甲状軟骨が指を超えたときを1回とし，3回/30秒未満で摂食・嚥下障害と診断する．なお，指示どおりの動作や触知がうまくいかない場合は，他のテストで判定する．

④改訂水飲みテスト

3mlの冷水をスポイドなどで口腔底部に入れて嚥下を指示する．嚥下ができるかどうか，嚥下時にむせや呼吸切迫，湿性嗄声の有無，反復嚥下の可否を5段階に評価する．

⑤フードテスト

小さじ1杯のとろみのあるテスト食を嚥下させる．改訂水飲みテストと同様の判定に加え，嚥下後の口腔内残留物の程度を確認し，5段階に評価する．

嚥下障害の検査

①嚥下内視鏡検査（VE）

嚥下内視鏡検査（video endoscopic evaluation of swallowing：VE）とは，鼻咽腔に内視鏡を挿入し，食物を嚥下させて記録する検査である．エックス線被曝がなく，実際の食物を使用でき，唾液や分泌物の貯留も観察できるため有用である．しかし，内視鏡に不快感があるため，小児では使用しづらい，嚥下の瞬間が見えないという欠点がある．

②嚥下造影検査（VF）

嚥下造影検査（video fluoroscopic examination of swallowing：VF）は，造影剤や造影剤を含んだテスト食品をエックス線透視下で嚥下させて記録する検査である．エックス線を使用し，造影剤の誤嚥や咽頭残留時には除去が必要であり，アレルギーなど不測の事態も考えられる．したがって，十分な説明・同意のうえ，医師・歯科医師などが立ちあい，吸引器やパルスオキシメーター，救急カートなどの準備下で行うことが望ましい．また，長期に経口摂取を行っていない場合などは，事前に口腔ケア，マッサージ，空嚥下などの予備訓練を行ってから実施する．

何をする？
GP・小児歯科の対応

嚥下障害の介助・訓練法

先行期，準備期，口腔期，咽頭期，食道期の各段階で，下記のような介助および訓練が行われる．

①先行期

食物の認知，食欲，食物を口に運ぶまでの過程に問題がある場合，生活リズムや食事時間帯の調整，食事に集中できる環境や食器類の整備，食事時の姿勢や頭部の調整が必要である．口腔感覚の過敏や頸部筋の緊張が強い場合，少しずつ触れて慣れさせていく**脱感作療法**や，**首**

のマッサージ，口腔感覚賦活のためのマッサージ，誤嚥性肺炎予防のための**口腔ケア**などを行う．

②準備期

準備期での動作を円滑にするには，口唇の閉鎖，鼻呼吸，舌の後方挙上，舌の側方や後方運動，臼歯部での咀嚼運動，唾液の分泌が必要になる．口腔の感覚を高め，口唇，口輪筋，舌筋，舌骨筋，頰，咬筋，側頭筋，内・外側翼突筋などの過緊張を和らげて，正しい活動を促すために，**口腔マッサージ**と**筋ストレッチ**を行う．う蝕や歯肉炎，欠損歯や顎堤の欠損などがある場合，歯科治療を行う．意欲的に訓練ができるように，食物の大きさ・硬さ・粘度・水分量・温度の調整，好みの味付けなどの工夫も有効である．

③口腔期

口腔期では，舌全体や舌後方部を口蓋や軟口蓋に強く密着させ，舌を側方や後方へ複雑に動かすことが必要である．舌骨，甲状軟骨，咽頭後壁，喉頭蓋といった舌・咽頭・喉頭のさまざまな部分の複雑な連動が必要である．舌を突き出す，前後，左右，上下に動かす，ぐるりと唇をなめるなどの**舌機能訓練**（CHAPTER 3 **1** **表**1参照）を行う．**パ，タ，カの構音訓練**も舌の機能訓練としても有用である．

④咽頭期

咽頭期には，咽頭・喉頭・食道領域のさまざまな組織が連携して動き，口腔・鼻咽腔・喉頭腔の閉鎖と食道入口の開大が協調して行われることが必要である．舌の挙上不全には，口腔期と同様に**舌機能訓練**を行う．口唇および鼻咽腔閉鎖不全には，**ブローイング訓練**（ティッシュや笛などをゆっくり吹き，軟口蓋を挙上する）を行う．嚥下反射が遅れる場合，軟口蓋や咽頭部の冷刺激，臼歯後方部や喉頭隆起・甲状軟骨部のマッサージなどで，嚥下反射を誘発する訓練を行う．このほか，頭部挙上や腹式呼吸訓練，咳嗽・排痰訓練なども有効である．

また，体幹のふらつきや頸部の過緊張，頸部の後屈などは誤嚥の原因となる．体幹姿勢を支える，上体をややリクライニングさせる，頭部をヘッドレストで支えて頸部の緊張を防ぐ，頸部をやや前屈位にする，などの姿勢調整が誤嚥防止に有効である．

⑤食道期

胃食道逆流は胸やけや胸痛の原因になるとともに，咽頭・口腔まで逆流した場合，それを誤嚥して誤嚥性肺炎を引き起こすこともある．胃食道逆流は，ベルトやコルセットなどによる腹部の締め付け，就寝前の食事，消化・胃排出の遅れなどで生じやすいため，**食事時刻**や**着衣の調整**，**食後のリクライニング姿勢**などが有効である．

参考文献

1. Leopold NA. Swallowing, ingestion and dysphagia, A reappraisal. Arch Phys Med Rehabil 1983；64:371-373.
2. 日本摂食嚥下リハビリテーション学会医療検討委員会．摂食嚥下障害の評価 2015.
3. 嚥下内視鏡検査の手順 2012 改訂．日摂食嚥下リハ会誌 2013；17(1)：87-99.
4. 日本摂食嚥下リハビリテーション学会医療検討委員会．嚥下造影の検査法 2014年度版．日摂食嚥下リハ会誌 2014；18(2)：166-186.
5. 日本摂食嚥下リハビリテーション学会医療検討委員会．訓練法のまとめ 2014 版．日摂食嚥下リハ会誌 2013；17(1)：87-99.

3 器質性構音障害

夏目長門(愛知学院大学歯学部口腔先天異常学研究室)
相原喜子(愛知学院大学歯学部附属病院言語治療外来部門)

構音とは

"構音"(articulation)とは,一般的には"発音"とよばれ,喉頭から口唇および鼻孔までの呼気の通路の形を変えたり,途中に狭めや閉鎖をつくったりすることにより,音声にさまざまな変化を与えて言語音にすることである[1].構音に関与する器官(構音器官)のうち,可動性の大きい,舌・軟口蓋・口唇・下顎は重要で,このなかでもとりわけ舌と軟口蓋がもっとも重要な役割を果たす.舌は,形態を変化させるとともに,下顎の運動により口腔の形を変化させて,それぞれの音の特徴をつくり出す.また,軟口蓋の動きは舌と違ってほとんど意識されないが,鼻咽腔閉鎖機能が十分でないと,すべての発音が鼻音(鼻にかかった音)になってしまう.

構音障害とは

構音障害とは,社会的・年齢的に当然,構音可能と予測される状況で,その音の産生が不可能な状態である[1].すなわち,「話しことばの,音としての性質に異常がある状態」[2]をいう.とくに,小児の構音障害は,言語発達の過程で何らかの原因により,誤った構音習慣を獲得してしまった状態と考えられている.話の内容が相手に伝わりにくかったり,何度も聞き直されたりと,コミュニケーションに支障をきたし,子どもながらに話すことに消極的になり,心理的にも悪影響を及ぼす.一方で,自分の構音の誤りを自覚していない場合も少なくなく,正しい発音を学習する機会がないまま成長し,成人になっても構音障害が残存している場合もある.

原因

構音障害はその発生機序により,「器質性構音障害」,「運動障害性構音障害」,「機能性構音障害」に分類される.「器質性構音障害」は,構音器官の形態的異常が原因の構音障害で,「運動障害性構音障害」は,神経・筋系の病変による構音障害,「機能性構音障害」は構音器官の形態や機能に明らかな問題がなく,原因が特定できない構音障害[3]と定義されている.これらの構音障害のうち,小児の構音障害は主に,「器質性構音障害」と「機能性構音障害」に分類される.

小児の「器質性構音障害」の原因となる主な疾患には,口蓋裂,粘膜下口蓋裂,先天性鼻咽腔閉鎖機能不全症,舌小帯短縮症,不正咬合などがある.障害されている部分によってそれぞれ特有な症状を呈する.代表的なものは口蓋裂である.

「機能性構音障害」は原因が特定できない構音障害であるが,構音発達過程でさまざまな要因が関連している可能性がある[3,4].英語圏ではいくつかの関連要因が指摘されており,近年「機能性構音障害」という用語はほとんど使われていない[4].

本邦では,夏目ら[5]が,小児の「機能性構音障害」と「器質性構音障害」について,その背景となり得る既存の疾患名を踏まえ,新たに細分化した言語病名を提唱している(**表1**).

表1 構音障害と原因疾患.

構音障害			疾患名
大分類	中分類	小分類	
先天性構音障害※	先天性器質性構音障害※※	先天性舌性構音障害	先天性舌低形成症
			舌小帯短縮症・舌強直症，舌小帯付着異常
			舌裂・分葉舌
		先天性咬合異常症性構音障害	先天性咬合異常症
		先天性骨格性不正咬合性構音障害	先天性骨格性不正咬合症
		口蓋裂性構音障害	口蓋裂・口唇顎裂
		先天性鼻咽腔閉鎖機能不全性構音障害	先天性鼻咽腔閉鎖機能不全症
		先天性舌低位性構音障害	先天性舌低位症
	先天性機能性構音障害※※※	先天性舌機能障害性構音障害	先天性舌機能障害
		先天性音韻障害性構音障害	先天性音韻障害
		先天性鼻咽腔閉鎖機能不全性構音障害	先天性鼻咽腔閉鎖機能不全症

※ 先天的な構音器官の構造異常のみならず，形態的には正常でも運動系の異常に起因する構音障害の総称．
※※ 先天的な構音器官の構造異常に起因する構音障害の総称．
※※※ 先天的な構音器官の構造異常がないが，構音運動機能の異常に起因する構音障害の総称．
注：先天異常は多くの種類を有するので，代表的疾患のみを記載

何をみる？
GP・小児歯科の鑑別診断

機能性構音障害との鑑別

　小児の発音に関する保護者の訴えで多いのが，「発音が不明瞭」，「赤ちゃんことばが直らない」，「うまく言えない音がある」である．このなかには，**機能性構音障害**ではなく，粘膜下口蓋裂や先天性鼻咽腔閉鎖機能不全症に起因する発音の不明瞭さ，すなわち**器質性構音障害**や，**発達障害**が背景にある構音障害が含まれている可能性がある．表面的に現れている構音障害や保護者からの主訴をそのまま判断材料にすると，原疾患や原障害を見逃してしまう．また，構音器官の器質的な問題が必ずしも構音障害の原因になっているとは限らない．**たまたまみられた所見を構音障害の原因であると誤診しないよう，言語聴覚士・口腔外科医との連携が必須**である．

　このように考えると，小児の構音障害を診断するためには，小児の言語障害の特徴に精通していることのみならず，発達の5領域（聴覚，構音，行動，発達，言語）をチェックしていく姿勢が必要である[6]．したがって，歯科医師のみならず言語聴覚士や小児科医をはじめとする他の専門職による正確かつ厳選な評価・診断を求め，鑑別診断をすることができれば，誤った判断をすることは少なくなる（**図1**）．

CHAPTER 3　口のなかの機能の異常・病変

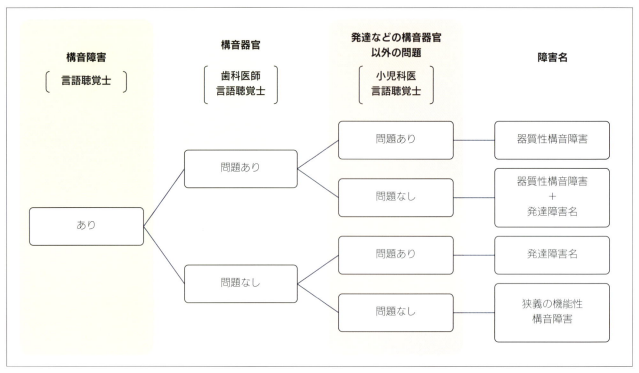

図1　構音障害の分類．＊夏目ら[5]より引用・改変

何をする？
GP・小児歯科の対応

口蓋裂に起因する構音障害

　口蓋裂児における健全な口腔器官と機能は，構音障害とその訓練を複雑にしないためにも重要である．GP・小児歯科の役割は主に，1) **健全な口腔機能を育て，規則正しい食習慣を確立し，口腔衛生習慣を身につけるための指導を行う**，2) **う蝕の予防処置や，乳歯列期の咬合誘導**，である[7]．口蓋裂児の歯科処置については，基本的には一般的な処置方法と同様であるが，出生直後から成人に至るまでの長期にわたり，小児科・口腔外科・矯正歯科・形成外科・耳鼻科・言語聴覚士などのチームアプローチにより治療を受ける．したがって，GP・小児歯科における歯科処置は，それらと連携を図りながら，総合的に進めていくことが望まれる．

粘膜下口蓋裂・先天性鼻咽腔閉鎖機能不全症

　粘膜下口蓋裂・先天性鼻咽腔閉鎖機能不全症の際の保護者の訴えには，「発音が不明瞭」，「発音がフガフガしている」，「鼻にかかった声」がある．口腔内視診では一見明らかな口蓋裂を認めないが，鼻咽腔閉鎖機能不全があり，呼気の鼻腔への流出があるため，構音に支障をきたす．形態的・機能的に明らかに粘膜下口蓋裂・先天性鼻咽腔閉鎖機能不全症が疑われる場合は，口腔外科医と言語聴覚士との連携が必須である．一方で診断がつかない場合は，**構音時に鼻孔閉鎖して発話明瞭度の変化をみることで，スクリーニングできる**．鼻孔閉鎖で明瞭度が上がれば，鼻咽腔閉鎖機能不全の可能性があり，明瞭度に変化がなければ他の原因と考える．

舌小帯短縮症

　舌小帯短縮症が軽度の場合は，構音への影響はほとんどない．重度になると「サ行」「タ行」「ラ行」音など，舌尖を使う音に影響する場合がある．ところが，これらの音については，**4歳から6歳頃にかけて構音発達がなされるため，たまたま舌小帯短縮症が認められたからといって，即時，手術の適応とするのは避けなければならない**．また，**舌尖の可動域に制限があっても，下顎の代償運動により構音障害が現れないことも多い**ということも忘

てはならない.

しかし,舌小帯短縮症は構音だけでなく,摂食・嚥下に影響する場合もあるので,言語聴覚士による発達年齢,構音発達,摂食・嚥下への影響など鑑みた適切な評価に基づき,手術適応の可否を決定することが重要である.

口腔外科の対応・テクニック

口蓋裂に起因する構音障害に対しては,初回の口蓋形成術前より,哺乳・言語発達・構音発達に対して早期より言語聴覚士が指導を行う.また,とくに術後については鼻咽腔閉鎖機能の評価を行いながら,構音障害が出現した場合には,構音訓練を実施する.口腔外科医は,鼻咽腔閉鎖機能不全に対する言語聴覚士からのフィードバックを受け,必要に応じて二次的な外科治療を検討する[5].外科治療により正常な構音が得られない場合には,補綴的発音補助装置を作成する場合もあり,口蓋裂によって生じる問題は多様で,手術だけですべてを解決できるものではない.治療にあたっては,チームアプローチなしには成立しない[7].

参考文献

1. 阿部雅子.構音障害の臨床:基礎知識と実践マニュアル-改訂第2版.東京:金原出版,2008.
2. 廣瀬肇.聴覚音声言語医学2,医療言語聴覚士資格制度推進協議会講習会実行委員会・編.言語聴覚療法の医学的基礎.東京:協同医書出版社,1990:438.
3. 廣瀬肇・監修,岩田誠・小川郁,ほか・編.言語聴覚士テキスト 第2版.東京:医歯薬出版,2011.
4. 今井智子.小児の構音障害.音声言語医 2010;51:258-260.
5. 夏目長門,早川統子,相原喜子,井村英人,牧野日和,大久保瑞姫,古川博雄,新美照幸,高橋真理子,鬼頭敏幸.小児口腔疾患における言語病名.小児口外 2017;27(3):147-151.
6. 笠井新一郎.専門医講習会テキストシリーズ 小児音声言語障害の現状と今後の課題:言語聴覚士としての対応.日耳鼻 2013;116(8):997-998.
7. 斉藤裕恵.器質性構音障害.東京:建帛社,2008.

CHAPTER 4

全身疾患(感染)による異常・病変

CHAPTER 4　全身疾患(感染)による異常・病変

1　水痘

菅家康介(三井記念病院歯科口腔外科)
西條英人(東京大学大学院医学系研究科外科学専攻感覚・運動機能医学講座口腔顎顔面外科学)

原因

　水痘は，帯状疱疹と同じ水痘・帯状疱疹ウイルス(varicella -zoster virus：VZV)の初感染によって生じる感染症の一種である．一般に水疱瘡(みずぼうそう)ともよばれる．

　感染経路は，空気感染で，水疱液の接触感染によっても罹患する．水痘ウイルスの自然宿主はヒトのみであるが，その伝染力は，流行性耳下腺炎(ムンプス)や風疹よりは強いとされ，家庭内接触での発症率は90％と報告されている．季節的には毎年12～7月に多く，8～11月には減少し，罹患年齢の多くは9歳以下とされている．

　潜伏期は2～3週間程度(10～21日)で，中程度の発熱とともに，全身に直径3～5 mm程度の丘疹が出現する．やがて水疱を形成し，痂皮化して治癒に至る．

　この**発疹は口腔や咽頭粘膜にも生じる**．治癒後も神経節などに水痘・帯状疱疹ウイルスは潜伏しており，免疫低下時や疲労・ストレス時に再活性化し，帯状疱疹を発症することがある．

何をみる？
GP・小児歯科の鑑別疾患

　発熱に加えて，典型的な皮膚所見を認めることができれば，診断となる．ただし非典型例では，血清中の抗ウイルス抗体価，潰瘍底や水疱内容液からの水痘・帯状疱疹ウイルスの検出・分離が必要となる．**ヘルペス性口内炎，手足口病，ヘルパンギーナ，麻疹，伝染性単核症，天疱瘡，類天疱瘡，先天性表皮水疱症などが，口腔粘膜に現れる水疱を主徴とする疾患が鑑別疾患**として挙げられる．水痘は，全身性に発疹が認められる点で他の疾患と異なっており，口腔粘膜に限らず全身の臨床症状が診断に重要となる．

何をする？
GP・小児歯科の対応

　水痘が疑わしい場合は，小児科医に対診を行い，早期治療が望まれる．

口腔外科の対応

　GP・小児歯科と同様に，小児科医に対診を行い，早期治療が望まれる．

　治療は，小児の場合には，安静に努め，水分補給と栄養管理といった全身管理を行い，健康な12歳未満の小児では，ウイルス薬の必要性は低い．ただし，12歳以上の小児，成人の場合は重症化することが多いため，抗ウイルス薬であるアシクロビル，バラシクロビル，ファムシクロビルなどの内服や静脈注射を行う．なお，予防法としては，水痘・帯状疱疹ワクチン(生ワクチン)接種があり，1歳になったらなるべく早く1回目を接種し，その6～12か月後に2回目を接種することが推奨されており，発症予防，悪くとも重症化の阻止に有効である．

予後

　合併症の危険性は年齢により異なり，健康な小児ではあまりみられないが，15歳以上と1歳以下では高くなる．1～14歳の子どもでの死亡率は10万あたり約1例であるが，15～19歳では2.7例，30～49歳では25.2例と上昇する．免疫機能が低下している場合の水痘では，生命の危険をともなうことがある．

2 麻疹

菅家康介(三井記念病院歯科口腔外科)
西條英人(東京大学大学院医学系研究科外科学専攻感覚・運動機能医学講座口腔顎顔面外科学)

原因

原因・疫学・症状

　麻疹は，麻疹ウイルス(Paramyxovirus 科 Morbillivirus 属)によって引き起こされる感染症である．一般に「はしか」ともよばれる．

　空気感染(飛沫核感染)，飛沫感染，接触感染とさまざまな感染経路を示し，その感染力は極めて強いとされる．流行には季節性があり，初春から初夏にかけて患者発生が多い．

　10〜12日の潜伏期間後に，眼球結膜の充血，上気道のカタル症状が出現し，二峰性発熱とともに全身性の発疹が現れるなどの特徴を有している．潜伏期間の後に，カタル期，発疹期，回復期を経過する．カタル期では，口腔粘膜は一様に発赤するが，とくに**頬粘膜では直径1mm程度の少し膨らんだ白色小斑点(Koplik 斑)**を認め，診断をするうえで重要な所見となる(**図1**)．発疹期では，帽針頭大の境界明瞭なバラ色の発疹が顔面に出現し，全身に広がる．

何をみる？
GP・小児歯科の鑑別疾患

　かつては，カタル期や発疹期に現れる特有の臨床症状のみで診断することが多く行われていたが，**EIA-IgM抗体検査**あるいは**遺伝子検査が診断基準**となっている．発疹をともなう発熱疾患は，麻疹以外にも**伝染性紅斑，突発性発疹，風疹など**があげられ，とくに，風疹の流行している時期には鑑別が重要となる．**口腔粘膜に水疱が認められるため，ヘルペス性口内炎，手足口病，ヘルパンギーナ，水痘，伝染性単核症，天疱瘡，類天疱瘡，先天性表皮水疱症など**が口腔症状においては重要な鑑別疾患となる．

何をする？
GP・小児歯科の対応

　麻疹が疑わしい場合は，**小児科医に対診**を行い，早期治療が望まれる．

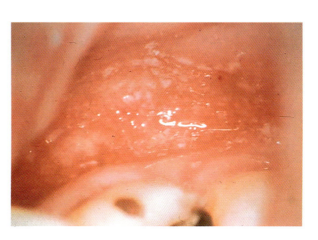

図1 Koplik 斑．＊朝田芳信ら・編著．小児の口腔科学　第5版．東京：学建書院，2019．より転載

CHAPTER 4　全身疾患(感染)による異常・病変

口腔外科の対応

　GP・小児歯科と同様に,小児科医に対診を行い,早期治療が望まれる.

　麻疹に対する有効な治療法はなく,対症療法(安静,補液)および合併症に対する治療を実施する.肺炎や気管支炎など細菌性二次感染が疑われる場合には,抗菌薬の投与が必要となることも多い.麻疹の重症化を防止する方法として,WHOでは,国に関係なくすべての急性期の麻疹小児にビタミンA投与を推奨している.発展途上国ではビタミンAの投与による死亡率の減少を有意に認めている.

　曝露後の予防法としては,曝露後72時間以内に1歳以上の感受性者に麻疹ワクチンを接種する.予防接種では,1歳児(第1期)と小学校入学前1年間の幼児(第2期)を対象として,麻疹風疹混合ワクチン(MRワクチン)による2回接種法が定期接種に導入されている.

予後

　健康で栄養状態のよい小児では,麻疹が重篤になることはまれだが,米国の調査においては,麻疹にかかった小児1,000人のうち約2人は死亡するといわれている.

3 手足口病

菅家康介（三井記念病院歯科口腔外科）
西條英人（東京大学大学院医学系研究科外科学専攻感覚・運動機能医学講座口腔顎顔面外科学）

原因

原因・疫学・症状

手足口病は，手掌・足蹠・口腔内に水疱を生じるウイルス性発疹症であり，コクサッキー(Cox)A-6，A-16，A-10，エンテロウイルス71(EV71)をはじめとするエンテロウイルスにより発症する．

咽頭から排出されるウイルスによる飛沫感染，便中に排泄されたウイルスの手指を介する経口感染，水疱内容物からの感染などが考えられている．6～7月にかけて流行の山がみられるが，最近では秋から冬にかけても発生が続いており，通年性の傾向がある．乳幼児を中心に好発するが，学童期でもみられる．

初期症状として発熱と咽頭痛があり，3～5日の潜伏期をおいて，**口腔粘膜，手掌，足蹠や足背などの四肢末端に直径2～3 mmの紅斑，丘疹および小水疱**が出現する(**図1～3**)．掌蹠の水疱は長軸が皮溝，皮丘に一致した楕円形となる．口腔粘膜では小潰瘍を形成し，時に疼痛

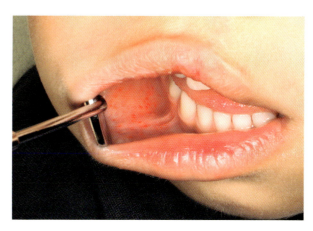

図1 手足口病の代表例①．口腔粘膜の紅斑．

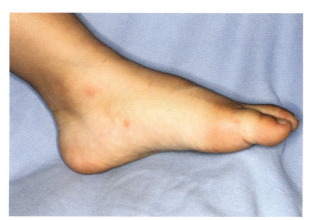

図2 手足口病の代表例②．足の紅斑．

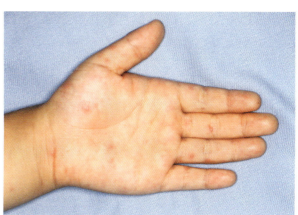

図3 手足口病の代表例③．手掌の紅斑．

CHAPTER 4　全身疾患(感染)による異常・病変

が強い．通常3〜7日の経過で水疱は色素沈着を残して消退する．

　ごくまれに髄膜炎，小脳失調症，脳炎などの中枢神経系合併症のほか，心筋炎，腎障害などを生ずることもある．

何をみる？
GP・小児歯科の鑑別疾患

　通常は症状から診断されるが，咽頭拭い液，糞便，水疱内容からウイルスを分離できる．**口腔内所見においては，ヘルパンギーナ，ヘルペスウイルスによる歯肉口内炎，アフタ性口内炎など口腔内水疱を呈する症状と類似**する．

何をする？
GP・小児歯科の対応

　手足口病が疑わしい場合は，小児科医に対診を行い，早期治療が望まれる．

口腔外科の対応

　手足口病が疑わしい場合は，小児科医に対診を行い，早期治療が望まれる．治療はほとんどの症例では**経過観察もしくは対症療法**となる．口腔内の発疹で疼痛が強く，飲水・摂食不良になっている症例では補液で脱水を予防する．予防接種はなく，手洗い・うがいなどが予防策となる．

予後

　数日ののうちに症状の軽快をみることが多いが，エンテロウイルス71(EV71)感染の場合には，中枢神経系合併症，肺水腫，急性心筋炎による死亡率が高いために，注意する必要がある．

4 ヘルペス

菅家康介(三井記念病院歯科口腔外科)
西條英人(東京大学大学院医学系研究科外科学専攻感覚・運動機能医学講座口腔顎顔面外科学)

原因

口腔に現れる単純ヘルペス感染症は，「口唇ヘルペス」(口唇疱疹)や，「ヘルペス性口内炎」(疱疹性口内炎)に区分される．これらは，単純ヘルペスウイルス(Herpes simplex virus：HSV)による感染を契機に発症する．HSV type 1 (HSV-1)は，主に口唇ヘルペスを生じ，ヘルペス口内炎，ヘルペス角膜炎，単純ヘルペス脳炎の原因となりうるとともに，三叉神経節に潜伏感染する．主に性器ヘルペスの原因となるHSV-2とは潜伏する部位に違いがある．

口唇ヘルペス

単純ヘルペスウイルスは世界的に広く浸透したウイルスで，「**口唇ヘルペス**」は口腔領域でもっとも頻度の高いウイルス性疾患で，人口の10〜30％程度に生じると報告されている．**小児にはまれ**で，成人に多い．口唇ヘルペスの症状は，口唇粘膜と皮膚の移行部に発赤をともなった直径1〜3 mmの小水疱を生じる．小水疱はときに破れて，びらんを形成する．

ヘルペス性歯肉口内炎

一方，「ヘルペス性歯肉口内炎」は初感染の場合は，**小児に好発**し，歯肉も侵されることが多く，「**疱疹性口内炎**」とよばれる．成人の場合，再感染と考えられ，症状は軽い．ヘルペス性歯肉口内炎は，初感染の場合，潜伏期間はほぼ1週間である．39〜40度の発熱，食欲不振から始まり，リンパ節の腫脹を認める．歯肉炎と多数のアフタを生じ，アフタは融合して不定形の潰瘍になる．

何をみる？
GP・小児歯科の鑑別疾患

通常は臨床症状から診断されるが，血清中の抗ウイルス抗体価，潰瘍底や水疱内容液からHSVの検出・分離

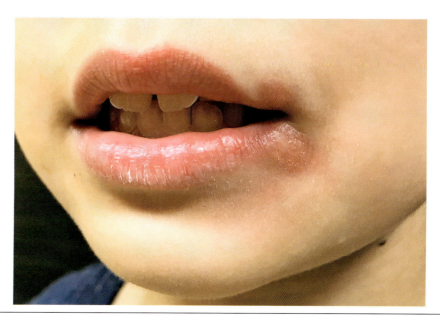

図1 口唇ヘルペスの代表例．

CHAPTER 4　全身疾患(感染)による異常・病変

により確定される．**鑑別診断としては，手足口病，ヘルパンギーナ，アフタ性口内炎など**があげられる．

何をする？
GP・小児歯科の対応

アシクロビルやビダラビンやバラシクロビルやファムシクロビルという**抗ウイルス薬**が特効し，内服による治療により短期間での回復が期待できる．**診断および治療に苦慮する場合は，小児科医に対診**を行い，早期治療が望まれる．

口腔外科の対応・テクニック

抗ウイルス薬の内服あるいは静脈内投与を行い，必要であれば栄養管理，補水，局所麻酔薬含有のゼリーによる局所鎮痛などの対症療法が行われる．皮膚症状に対しては前述の抗ウイルス薬の軟膏塗布を行う．適切な治療が行われれば，5日ほどで水ぶくれはかさぶたになり，治癒する．

予後

早期に治療を行えば，短期間での治癒が望める．新生児や免疫不全宿主では，重篤な全身感染症を起こすことがある．とくに，単純ヘルペス脳炎は，抗ウイルス剤の投与早期治療が必要であり，予後や後遺症の発生率を左右するため，小児科ないし神経内科に対診を行い，早期治療が望まれる．

5 猩紅熱（溶連菌感染症）

菅家康介（三井記念病院歯科口腔外科）
西條英人（東京大学大学院医学系研究科外科学専攻感覚・運動機能医学講座口腔顎顔面外科学）

原因

　猩紅熱は，A群溶血性連鎖球菌（以下，A群溶連菌）による感染症で，5～15歳に好発する発疹性伝染病である．
　主に飛沫感染により感染し，中耳炎・腎炎・リウマチ熱などと合併して発症することがある．「A群β溶連菌」は，保菌していても発症しない個体が多く，健康保菌者は15～30％にも及ぶとされている．急性咽頭炎患者からの感染発症が多く，保菌者からの発症はほとんどないといわれている．家庭内・学校などで集団感染もある．
　猩紅熱は秋～冬，さらに初夏にまで多く発症するが，盛夏にはむしろ少ないとされている．潜伏期は4～5日で，咽喉頭・扁桃炎が先行することが多い．発熱・倦怠感などの全身症状とともに，とくに腋窩，頸部，鼠径部，肘窩，膝窩などの間擦部位に顕著な発赤がみられ，半日ほどの間に，急速に全身のびまん性の発赤・腫脹へと拡大していく．**口囲はむしろ蒼白で，口角炎（perlèche）をともなう場合が多い．舌はいちご状を呈する．**

何をみる？
GP・小児歯科の鑑別疾患

　ブドウ球菌性熱傷様皮膚症候群の軽症例や，ブドウ球菌感染でも，まれに猩紅熱様の症状を呈する．**乳幼児では，いちご舌，口腔咽頭粘膜のびまん性発赤を認める川崎病との鑑別**を必要とする．

何をする？
GP・小児歯科の対応

　猩紅熱が疑わしい場合は，**小児科医に対診**を行い，早期治療が望まれる．

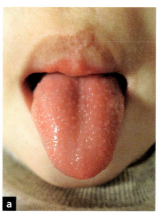 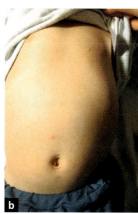

図1a, b　猩紅熱の代表例．**a**：いちご状の舌．**b**：全身のびまん性の発赤．

口腔外科の対応・テクニック

　猩紅熱が疑わしい場合は，**小児科医に対診**を行い，早期治療が望まれる．感受性のある抗菌薬の適切な量を用いる．第一選択薬はペニシリン系抗菌薬とされており，2週間投与する．感染力が強く，兄弟などで濃厚な接触があると容易に感染するため，隔離することもある．溶連菌感染症は，繰り返し感染しうるため，十分な家族への説明が必要となる．

予後

　かつては，死亡率が高かったために，法定伝染病に指定されていたが，抗生物質療法を行なうと，症状が3～4日で消える．しかし，2週間くらい治療を続けないと，のどの溶連菌が増殖して保菌者になり，合併症を起こしたり，他の人を感染させることがある．発生率は約1％程度だが，リウマチ熱や急性腎炎が起こることがあり，治療に長い年月を要することがある．

CHAPTER 4　全身疾患(感染)による異常・病変

6 ヘルパンギーナ

菅家康介(三井記念病院歯科口腔外科)
西條英人(東京大学大学院医学系研究科外科学専攻感覚・運動機能医学講座口腔顎顔面外科学)

原因

原因・疫学・症状

　ヘルパンギーナは，発熱と口腔粘膜にあらわれる水疱性の発疹を特徴とした，急性のウイルス性咽頭炎である．コクサッキーウイルスA群の2，4，5，6，10型などが主要原因ウイルスとされている．

　2〜7日の潜伏期の後，発熱，哺乳低下，流涎，咽頭痛，嚥下困難などをきたす．手足口病と同様，夏季を中心に乳児や幼児に流行する．感染者の年齢は5歳以下が9割以上で，1歳代がもっとも多い．宿主はヒトだけであり，感染経路は，接触感染を含む糞口感染と飛沫感染である．ウイルス排泄が盛んな急性期の感染力がもっとも強く，回復後も2〜4週間にわたり便から検出されることがある．

　潜伏期は2〜4日程度で，初期症状として突然の高熱と咽頭痛がある．**口腔内，主として軟口蓋から口蓋弓にかけての部位に直径1〜2 mm，場合により大きいものでは5 mmほどの紅暈に囲まれた小水疱**を呈する．発熱については2〜4日間程度で解熱し，それにやや遅れて粘膜疹も消失する．ヘルパンギーナの場合にも，まれには無菌性髄膜炎，急性心筋炎などを合併することがある．

何をみる？
GP・小児歯科の鑑別疾患

　診断はほとんどの場合，臨床症状からなされるが，咽頭拭い液，糞便からウイルスを分離できる．**鑑別診断としては，単純ヘルペスウイルス1型による口内炎，手足口病，アフタ性口内炎**などがあげられる．

何をする？
GP・小児歯科の対応

　ヘルパンギーナが疑わしい場合は，**小児科医に対診**を行い，早期治療が望まれる．

口腔外科の対応

　ヘルパンギーナが疑わしい場合は，**口腔外科か小児科医に対診**を行い，早期治療が望まれる．治療はほとんどの症例では経過観察もしくは対症療法となる．口腔内の疼痛が強く，飲水・摂食不良になっている症例では，補液で脱水を予防する．予防接種はなく，手洗い・うがいなどが予防策となる．

予後

　数日ののうちに症状の軽快をみることが多いが，無菌性髄膜炎や心筋炎の合併例では，入院治療が必要となる．

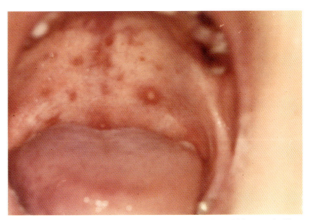

図1　ヘルパンギーナで発症した小水疱．＊朝田芳信ら・編著．小児の口腔科学　第5版．東京：学建書院，2019．より転載

さくいん

数字

10 の法則　37

A・B・C

A 群 β 溶連菌　125
A 群溶血性連鎖球菌　125
Archer 法　15, 16
articulation　112
Blanch テスト　14
Blandin-Nuhn 囊胞　43, 44, 48
Calnan の三徴候　26
Cronin 法　38

E・F・G

Epstein 真珠　42
epulis　53
eruption gingivitis　62
Fisher 法　38
FKO　105
Furlow 法　28
geographic tongue　63

H・K

HAEM　59
herpes-associated erythema multiforme　59
Herpes simplex virus　123
Hotz 床　28, 35, 85
HSV　123
Koplik 斑　119

M・N

Manchester 法　38
Millard 法　38

MMR 接種　70
mucocele　44
Mulliken 法　38
NAM　37
nasolalveolar molding plate　37
NIPT　82
non-invasive prenatal genetic testing　82

O・P・R

OK-432　93
OK432 注入局所硬化療法　46, 93
OK-432 注入療法　94
Osler-Rendu-Weber 症候群　78
perlèche　125
plunging ranula　45
PMTC　13
pushback 法　28
Randall 法　38
ranula　44
Riga-Fede 病　60
rotation advancement method　38

S・T

Sturge-Weber 症候群　78
Ten の法則　37

V・W・Z

varicella -zoster virus　118
VE　110
VF　110
video endoscopic evaluation of swallowing　110

video fluoroscopic examination of swallowing　110
V-Y 型切離移動法　15, 16
VZV　118
whistling deformity　38
Z 型切離移動法　15, 17

あ

アクチバートル　105
アタッチメントロス　13
アペキシフィケーション　9
アペキソゲネシス　9
異常嚥下癖　101
いちご状　125
いちご舌　125
一貫治療　84
咽頭期　108
咽頭隙　71
ウイルス抗体価　69
運動障害性構音障害　112
エプーリス　53
嚥下障害　18, 26, 106, 109
嚥下造影検査　110
嚥下内視鏡検査　110
エンテロウイルス　121

か

開咬　103
外傷性刺青　73
外傷による軟組織損傷　71
開窓療法　46
改訂水飲みテスト　110
外胚葉異形成症　9
顎変形症　103

さくいん

下唇小帯 14
顎下型 45
化膿性唾液腺炎 64, 69
がま腫 44, 93
カルナンの三徴候 26
完全唇裂 33

き・く・け

器質性構音障害 112, 113
希釈液置換法 93
機能性構音障害 112, 113
機能的顎矯正装置 105
吸指癖 100
丘疹 121
急性脳炎 59
急速進行性歯周炎 12
頰小帯 14, 20
矯正歯科治療 90, 91
筋ストレッチ 111
筋層に至る創傷 71
筋層縫合 74
空隙歯列 103
頸部聴診法 110
血管腫 78
言語障害 26

こ

紅暈 126
構音 112
構音障害 103, 112
口蓋裂 24, 25
口角炎 125
硬化療法 93
口腔筋機能療法 103
口腔期 108
口腔軟組織の非歯原性良性腫瘍 78
口腔マッサージ 111

口呼吸 101
咬傷 76
溝状舌 63
口唇外鼻形成術 37
口唇口蓋裂の一貫治療 84
口唇口蓋裂の矯正と手術 89
口唇口蓋裂の咬合治療 89
口唇閉鎖不全 103
口唇ヘルペス 123
口唇疱疹 123
口唇裂 33
高張ブドウ糖液注入法 95
高濃度注入法 93
紅斑 121
コクサッキーウイルス A 群 126
誤咬 76
骨性分離腫 81
骨折の併発 71

さ

細菌性唾液腺炎 69
鎖骨頭蓋骨異形成症 9
挫創 75
三角弁法 38

し

自己免疫性唾液腺炎 69
歯周疾患 12
刺創 71
歯堤嚢胞 42
歯肉嚢胞 42
若年性歯周炎 12
習癖除去装置 105
出生前遺伝学的検査 82
出生前カウンセリング 82
出生前診断 82
術前外鼻矯正治療 37
準備期 107

上下顎前突 102
猩紅熱 125
上唇小帯 14
上唇小帯異常 22
上唇小帯切除術 15, 16
小水疱 121, 126
小帯異常 14
上皮真珠 42
触診法 110
食道期 109
新 3 種混合ワクチン 70
唇顎口蓋裂 33
唇顎裂 33
神経鞘腫 80
深部血管腫 78
唇裂 33

す

水痘 118
水痘・帯状疱疹ウイルス 118
頭蓋底 71
スピーチエイド 39, 86
スラープアンドスワロー 104

せ

正中唇裂 33
舌運動訓練 104
舌運動訓練プログラム 104
切縁結節 60
舌下・顎下型ラヌーラ 46
舌下型ラヌーラ 45
舌機能訓練 111
舌挙上訓練 104
舌腫瘍 61
舌小帯 14
舌小帯異常 22
舌小帯伸展術 19
舌小帯切除術 19

舌小帯短縮症　114
舌小帯の硬直　101
摂食・嚥下器官の構造　106
摂食・嚥下のメカニズム　107
舌尖挙上訓練　104
舌のくせ　98
舌癖　98
舌癖が及ぼす影響　102
線維性エプーリス　56
先行期　107
前思春期性歯周炎　12
前舌腺　48
先天性鼻咽腔閉鎖機能不全症　114

そ
早期発症型歯周炎　12
咀嚼筋刺激　104
咀嚼障害　18, 26

た
帯状疱疹　58
多因子説　24
唾液腺炎　69
唾液腺腫瘍　67
多形腺腫　67
唾石症　64
唾石摘出術　66
唾仙痛　64
脱感作療法　110
タングクリブ　105
単純ヘルペスウイルス　123

ち・て・と
地図状舌　63
中胚葉貫通説　34
超音波診断　82

聴力障害　26
直線法　38
手足口病　58, 121
低位舌　101, 102
低ホスファターゼ症　9
デュオアクティブ®　72, 73
転倒　76
転落　76
突起癒合不全説　34

な・に・ね・の
二段階口蓋形成手術法　28
乳前歯欠損　100
粘液囊胞　43
粘液瘤　43, 44
粘膜下口蓋裂　25, 114
囊胞摘出・舌下腺摘出療法　46

は
バイオネーター　105
白色小斑点　119
はしか　119
発達障害　113
パラタルリフト　39
パラタルリフトプロステーゼ　86
反対咬合　103
反復唾液嚥下テスト　110

ひ・ふ
皮下唇裂　33
ピシバニール®　93
表在性血管腫　78
フードテスト　110
不完全唇裂　33
不正咬合　102
ブランディンヌーン囊胞　44, 48

フレンケル装置　105
ブローイング訓練　111
ブローイング検査　39

へ・ほ
ヘルパンギーナ　58, 126
ヘルペス　123
ヘルペス性口内炎　123
ヘルペス性歯肉口内炎　57, 123
萌出性血腫　57
萌出性歯肉炎　62
萌出性囊胞　57
疱疹性口内炎　123
哺乳床　85
哺乳障害　18

ま・む
麻疹　119
麻疹ウイルス　119
無痛治療　10
ムンプス　69

ゆ・よ
指しゃぶり　100
羊水穿刺　82
溶連菌感染症　125

ら・り・れ・ろ
ラヌーラ　43, 44, 93
リガフェーデ病　60
リスクファクター　13
流行性耳下腺炎　69
両側性唇裂　33
リンパ管腫　79
裂創　71, 74, 75
弄舌癖　101

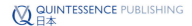

子どもの口と顎の異常・病変
口の粘膜 編

―――――――――――――――――――――――――――――
2019年8月10日　第1版第1刷発行

編　　著　一般社団法人　日本小児口腔外科学会
　　　　　(いっぱんしゃだんほうじん)(にほんしょうにこうくうげかがっかい)

発 行 人　北峯康充

発 行 所　クインテッセンス出版株式会社
　　　　　東京都文京区本郷3丁目2番6号　〒113-0033
　　　　　クイントハウスビル　電話(03)5842-2270(代表)
　　　　　　　　　　　　　　(03)5842-2272(営業部)
　　　　　　　　　　　　　　(03)5842-2279(編集部)
　　　　　web page address　https://www.quint-j.co.jp/

印刷・製本　横山印刷株式会社
―――――――――――――――――――――――――――――
©2019　クインテッセンス出版株式会社　　　　禁無断転載・複写
Printed in Japan　　　　　　　　　　落丁本・乱丁本はお取り替えします
ISBN978-4-7812-0696-7　C3047　　　　定価はカバーに表示してあります

抜歯テクニック コンプリートガイド
安全にうまく抜歯するためのさまざまなアプローチ

編著
坂下英明

著
近藤壽郎
濱田良樹
柴原孝彦
堀之内康文

さまざまな抜歯テクニックの裏付けは何か？
どうすれば，安全に，うまくできるか？

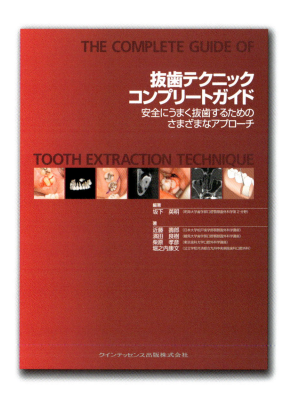

口腔内小手術に関する講演時には，抜歯に関するポイントやテクニックについての質問が多くの方からあがる．この際に，抜歯に関する卒前後の教育での使用器具やテクニックと，種々の著書や文献の内容に相違があることを指摘される．どうも抜歯，とくに下顎智歯の抜去には多少の「御家流」，いわゆる流派や考え方の相違があるとしか考えられない場合もあった．

このような点にさまざまな資料を基にして解説する本書では，抜歯に関する定説から最新の知見までをコンプリートして整理・解説し，これまでになく豊富なイラストで臨床家の多くの疑問にわかりやすく答える．とくに，考え方の相違については両論を併記して，読者に理解しやすいように解説する．2回法，コロネクトミーについても解説．

■ 筆者らが収集した国内外の資料から，イラストを用いて抜歯のためのさまざまなテクニックを解説．
■ 原理や理論的根拠から，その手技とそのポイントを詳細に解説し，おすすめの方法を紹介．

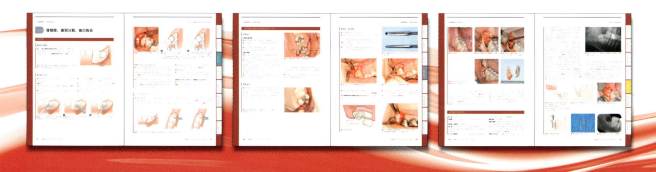

QUINTESSENCE PUBLISHING 日本　●サイズ：A4判変型　●216ページ　●定価　本体12,000円（税別）

クインテッセンス出版株式会社
〒113-0033　東京都文京区本郷3丁目2番6号　クイントハウスビル
TEL 03-5842-2272（営業）　FAX 03-5800-7592　https://www.quint-j.co.jp/　e-mail mb@quint-j.co.jp

ゼロからわかる
小児う蝕予防の最前線

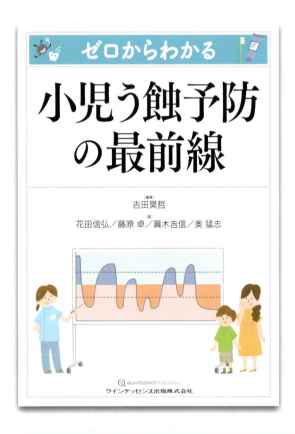

知識"ゼロ"からわかる
ストレス"ゼロ"で学べる
小児う蝕の最新予防理論。

月刊「歯科衛生士」で好評を博した連載「根拠に基づく小児う蝕予防・最前線」が待望の書籍化。「細菌」「糖(代用甘味料)」「フッ化物」「実践」の4つの視点から、4人の専門家が小児う蝕予防に必要な最新知見を披瀝。まるで講義を聴いているかのような平易な解説で、無理なく"ゼロから"予防理論を学ぶことができる。ミュータンスレンサ球菌の生態にはステージがある！ 代用甘味料の作用をパズルのピースにたとえると？ など、患者さんの保健指導に生かせる情報も多数。

[編集]
吉田昊哲(日本小児歯科学会 監事／南山手小児歯科 院長)

[著]
花田信弘(鶴見大学歯学部探索歯学講座 教授)
藤原　卓(長崎大学医歯薬学総合研究科小児歯科学分野 教授)
眞木吉信(東京歯科大学衛生学講座 教授)
奥　猛志(医療法人 おく小児矯正歯科 院長)

ふつうの教本とはちょっと違うユニークな解説の数々。

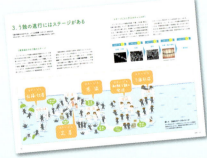
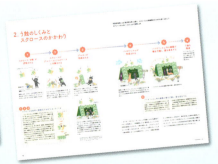

●サイズ:A4判　●112ページ　●定価　本体6,500円(税別)

クインテッセンス出版株式会社
〒113-0033　東京都文京区本郷3丁目2番6号　クイントハウスビル